補完・代替医療

栄養補助食品

京都大学名誉教授
福井県立大学名誉教授
仁愛女子短期大学教授 糸川嘉則 [著]

金芳堂

緒　言

　生活習慣病の治療に対して近代西洋医学に限界があることが明らかになり，これに対応する手段として代替医療を行う必要性が求められている．本シリーズはこの流れに沿って，種々な代替医療の知識を普及するために分野ごとに1冊ずつの本にまとめて発刊するという企画である．本書は栄養・食生活の面からの補完・代替医療を取り上げたものである．

　さて，わが国の栄養・食糧に関する流れを概観すると，栄養不足の時代から過剰栄養の時代へと著しい変化がもたらされたことがわかる．江戸時代には，穀物の凶作による飢饉がしばしば発生し，多くの餓死者が出たという記録がある．昭和では第二次世界大戦直後に行われた栄養調査でエネルギーやたんぱく質の摂取量はきわめて低く，腱反射消失（ビタミンB_1欠乏症状），口角炎（ビタミンB_2欠乏症），貧血（鉄欠乏症）などの症状を呈する人が多くみられたという記録が残っている．終戦前後の栄養状態の低落から戦前のレベルまで回復したのが昭和30年ごろであるが，この当時はまだ炭水化物偏重の食事バランスであった．たんぱく質や脂肪が増加してくるのが昭和40年以降である．その後，高度経済成長の進展に伴い食事形態の欧米化が進み，国民の食生活はしだいに豊かになり栄養学のテーマも不足の栄養学から過剰の栄養学，すなわち欠乏症対策としての栄養学から生活習慣病対策の栄養学へと主題が変換してきたのである．

　このような食生活の改善が寿命の延長に貢献をしたことは明らかであるが，生活習慣病の予防を考えると現在の食生活には改良すべき種々な問題がある．まず最近の調査研究で摂取不足や過剰摂取状態にある栄養素がかなり存在することが明らかにされている．また新しい機能を有する食品成分が次々と見出され，それを栄養補助食品として摂取することが生活習慣病の予防や治療に役立つと期待できるようになってきた．さ

らに，これまで正しいと考えられていた理論が否定され，それに代わる新しい理論により生活習慣病予防効果がある他の物質がクローズアップされてくる場合もある．一例を挙げれば，従来疲労は乳酸などの疲労物質が蓄積することが原因で，それを消去するためにビタミンB_1投与が有効であると考えられていた．しかし，最近では疲労とはエネルギー消耗による細胞の障害が修復されないために起こるものであり，乳酸はむしろエネルギー源として疲労の回復に役立つ物質と考えられるようになった．そして，疲労回復にはエネルギーの利用効率を高めるビタミンB_1，パントテン酸，ユビキノン（コエンザイムQ_{10}），リポ酸，カルニチンなどを同時に摂ることが有効であるとされている．

　近年の国民健康・栄養調査結果は毎日の食事だけではすべての栄養素の必要量を充足するのは難しいことを示しているし，それ以外の生活習慣病対策となると考えられる物質の多くは必要量が不明で，食品成分表にも記載されていない．このような状況では最新の知識に基づいて，適切な栄養補助食品を積極的に利用することが健康を保つ秘訣といえるであろう．本書がその一助となれば著者の喜びである．

　最後に本書の出版に多大のご助力をいただいた金芳堂 三島民子氏に感謝する．

2006年8月

糸 川 嘉 則

目　次

A　総論

1章　栄養補助食品・健康食品とは　2

2章　栄養補助食品・健康食品の種類　4

1　強化食品　enriched food …………………………………………… 4
2　特別用途食品　food for special dietary use ……………………… 5
3　特定保健用食品　food for specified health uses (FOSHU) ……… 6
　① 条件付き特定保健用食品 ………………………………… 7
　② 特定保健用食品（規格基準型）………………………… 8
　③ 特定保健用食品（疾病リスク低減表示）……………… 8
4　栄養機能食品　food with nutrient function claims (FNFC) …… 9
5　保健機能食品　food with health claims (FHC) ………………… 12

3章　健康食品・栄養補助食品の問題点　14

　① 少数例の結果や経験に基づく事例の羅列 ……………… 14
　② 動物実験，試験管内の実験結果のみによる情報 ……… 14
　③ 有効成分の量が異なる場合 ……………………………… 15
　④ ヒトの生理的機能を無視した記載 ……………………… 15

4章 科学的根拠について　16

5章 食事摂取基準　18

1 栄養所要量という言葉の廃止 …………………………………… 18
2 ネルギーを他の栄養素と別扱いにした ………………………… 18
3 栄養素について5種類の項目を設定した ……………………… 19
4 栄養摂取量の評価に食事摂取基準を用いる場合に
　　個人を対象とした場合と集団を対象にした場合 …………… 23
5 十分に行われた内外の文献検索 ………………………………… 24
6 栄養補助食品摂取の現状 ………………………………………… 24

ℬ 各 論

1章　ビタミン　28

- 1　ビタミンの定義と種類 …………………………………… 28
- 2　ビタミン摂取量の問題 …………………………………… 30
- 3　ビタミン類摂取の意義 …………………………………… 31
  - ① ビタミンB_1 ……… 31
  - ② ビタミンB_2 ……… 40
  - ③ ビタミンB_6 ……… 44
  - ④ パントテン酸 …… 48
  - ⑤ 葉　酸 …………… 50
  - ⑥ ビタミンB_{12} …… 54
  - ⑦ ビタミンC ……… 57
  - ⑧ ビタミンA ……… 62
  - ⑨ ビタミンD ……… 69
  - ⑩ ビタミンE ……… 75
  - ⑪ ビタミンK ……… 80
- 4　ビタミン様作用物質 ……………………………………… 85
  - ① カルニチン ……… 85
  - ② イノシトール …… 86
  - ③ ビタミンP ……… 87
  - ④ ビタミンU ……… 88
  - ⑤ コリン …………… 89
  - ⑥ オロット酸 ……… 90
  - ⑦ パンガミン酸 …… 90
  - ⑧ パラアミノ安息香酸 … 91
  - ⑨ ピロロキノリンキノン 92
  - ⑩ ユビキノン ……… 92
  - ⑪ リポ酸 …………… 93

2章　ミネラル　95

- 1　ミネラルの定義と種類 …………………………………… 95
- 2　ミネラル摂取量の問題 …………………………………… 98
  - ① 国民健康・栄養調査による個々のミネラル摂取量の評価 …… 98
  - ② バランスの意義とミネラルのバランス ………………… 100

3 栄養補助食品として考慮する意義のあるミネラル ………… 105
　　① ナトリウム ……… 105　　⑧ クロム ……………… 125
　　② カリウム ………… 108　　⑨ セレン ……………… 125
　　③ カルシウム ……… 109　　⑩ リチウム …………… 126
　　④ マグネシウム …… 113　　⑪ バナジウム ………… 126
　　⑤ 鉄 ………………… 117　　⑫ 薬剤に用いられる
　　⑥ 亜　鉛 …………… 120　　　　その他のミネラル … 127
　　⑦ 銅 ………………… 122

3章　食物繊維　128

1　食物繊維とは（定義の変遷）……………………………………… 128
2　食物繊維の種類 …………………………………………………… 128
3　食物繊維のエネルギー …………………………………………… 129
4　食物繊維の定量法 ………………………………………………… 130
5　食物繊維の物理化学的性質 ……………………………………… 130
　　① 保水性 ……………………………………………………… 130
　　② 粘稠性 ……………………………………………………… 130
6　食物繊維の生理機能 ……………………………………………… 131
　　① 消化管における機能 ……………………………………… 131
　　② コレステロール代謝に関する作用 ……………………… 132
　　③ 血糖上昇抑制作用 ………………………………………… 132
　　④ 有毒物質の毒性抑制効果 ………………………………… 132
7　食物繊維の必要量 ………………………………………………… 133
8　食物繊維の摂取量 ………………………………………………… 133
9　栄養補助食品として利用されている
　　食物繊維の例（キチン・キトサン）………………………… 135

4章　多価不飽和脂肪酸　　　136

1　脂肪の種類と健康 ･････････････････････････････････････ 136
　① 総脂肪 ･････････････････････････････････ 136
　② 飽和脂肪酸 ･････････････････････････････ 139
　③ 不飽和脂肪酸 ･･･････････････････････････ 140
2　n-3系不飽和脂肪酸摂取の意義 ･･･････････････････････ 143

5章　プロバイオティクス・プレバイオティクス　　146

1　プロバイオティクス　probiotics ･･････････････････････ 146
　① 乳酸菌 ･････････････････････････････････ 147
　② ビフィズス菌 ･･･････････････････････････ 147
2　プレバイオティクス　prebiotics ･･･････････････････････ 148
　① 難消化性オリゴ糖 ･･･････････････････････ 148
　② 酪　酸 ･････････････････････････････････ 150
　③ プロピオン酸 ･･･････････････････････････ 150
　④ 食物繊維 ･･･････････････････････････････ 150

6章　その他の機能性を有する物質　　　151

1　フラボノイド　flavonoid ･･････････････････････････････ 151
　① イソフラボン ･･･････････････････････････ 151
　② カテキン ･･･････････････････････････････ 153
2　アルカロイド　alkaloid ･･･････････････････････････････ 154
　① カフェイン ･････････････････････････････ 155
　② テオブロミン ･･･････････････････････････ 155

3 アミノ酸 …………………………………………………… 156
- ① テアニン ………………………………………… 156
- ② ギャバ …………………………………………… 157
- ③ S-メチルシステインスルフォキシド ……………… 158

4 多糖類 ……………………………………………………… 159
- ① アガリスク（有効成分：β-グルカン　β-glucan 等）…… 159

7章　機能水　　161

1 水の機能について ………………………………………… 161
2 飲料水とミネラル ………………………………………… 162
- ① 水道水 …………………………………………… 162
- ② ミネラルウオーター ……………………………… 166
- ③ 飲用アルカリ性電解水（アルカリイオン水）……… 167
- ④ 海洋深層水 ……………………………………… 172

付記　さらなる科学的根拠を必要と考えられる栄養補助食品 ……… 174

文献 ………………………………………………………………… 175

日本語索引 ………………………………………………………… 181
外国語索引 ………………………………………………………… 188

SUPPLEMENT

総論

1章 栄養補助食品・健康食品とは

　栄養補助食品という言葉が公的に用いられたのは平成10年厚生省生活衛生局による「いわゆる栄養補助食品の取り扱いに関する検討会」が発足したときであろう。英語では food supplement とか diet supplement などの用語に近いものである。上記厚生省の検討会では実質上はビタミンとミネラルを対象にしたものであった。しかし，一般に用いられている栄養補助食品という言葉はもっと広い意味をもつ健康食品とほとんど同義である。そして，現在も健康食品にかかわる制度については検討中であり，結論が出るまでにはしばらく時間がかかると思われる。

　このような現状であるから，本書では健康食品も含めて通常の食品の有する機能以外の機能を有した食品全般について述べることにしたい。

　元来，健康食品という言葉は法律で規定された用語でも，学術用語でもなく，便宜的に用いられている言葉である。一方，食品とは健康を保持するために摂取するものであり，広義に解釈すると食品のすべてが健康食品といってもよいことになる。ここでとくに健康食品と銘打つからには，通常の食品に比較して，より以上の健康保持効果が期待できる食品でなければならないであろう。このような意味から健康食品と呼ばれるために具備すべき条件は表1に示すように2つに分けられると考えら

表1　健康食品の概要

用　語	法的に規定された用語でも学術用語でもない
特　徴	健康と冠するからには通常の食品に比較して，より健康に対する寄与が必要
条件1：医薬品的な色彩を有するもの	普通の食品に比較して成分に特徴があり，疾病予防，疾病治療，健康増進など，保健を目的にした薬理効果が期待できる食品
条件2：通常の食品に近いもの	薬理的効果はなくても日本人の日常の食事で不足しがちな栄養素を補給できる食品

れる。第一は「普通の食品に比べ成分に特徴があり，疾病予防，疾病治療，健康増進など，保健を目的とした薬理的効果が期待できる食品」で医薬品的な色彩を有した食品である。第二はとくに薬理的な効果をもたなくとも「大多数の日本人の日常の食事で不足しがちな栄養素を補給できる食品」も健康食品の範疇に入れてよいであろう。

2章 栄養補助食品・健康食品の種類

　わが国には公的に法律により規定された栄養補助食品・健康食品があるが，残りの大部分を占めるのは業者が健康食品と称して販売している食品群である。

　公的に規定されている健康食品についての概要を表2に示し，用語について解説する。

表2　法的に規定された健康食品

保健機能食品	特定保健用食品*	食品の第三次機能が期待できる食品（個別許可型） 栄養成分含有表示，保健用途表示，注意喚起表示
	栄養機能食品	健康に有用な成分を有する食品（規格基準型） 栄養成分含有表示，栄養機能表示，注意喚起表示
特別用途食品		①栄養上特別の配慮を必要とする乳児,幼児,妊産婦,授乳婦,高齢者,病者などに用いる食品（許可が必要） ②特定保健用食品*（健康増進法）
強化食品		ビタミン，ミネラルなどを米，パンなどに一定量以上添加し栄養素の補給に利する．表示可．1996年廃止

＊特定保健用食品は両方に分類される．

1　強化食品 enriched food（現在は廃止された）

　食品の栄養価値を高めるために特殊な栄養素を食品に添加した最初の例は1936年，アメリカ医学協会の食糧栄養審議会が栄養指導活動の一環として牛乳にビタミンD，食塩，ヨウ素を添加したものである。わが国では従来，国民の栄養状態があまりよくなかった1952（昭和27）年に制定された栄養改善法において厚生省が決めた強化基準に適合した食品を［強化食品］として表示し市販することができるようになった。強化するための添加栄養素は当時の国民の栄養摂取状況を勘案してビタミ

ン類（ビタミンB_1，B_2，C，Dなど），アミノ酸（リジン，スレオニンなど），無機質（ヨウ素，カルシウムなど）などで，食品の種類としては穀類とその加工品（米，小麦粉，パン，麺類），味噌，マーガリン，魚肉ハム，ソーセージ，ジャム，果実缶詰，乳酸飲料の日常国民が摂取する10食品に限定し，上記栄養素を一定量以上添加した食品で厚生大臣の許可が必要であった。一時期，1,700品目以上の強化食品が存在した。この強化食品は一般市民を対象にしたもので，ある程度偏った食生活をしても，添加された栄養素があまり費用をかけずに補給できるという利点（たとえばリジンは精白米に少ないことを考慮したものである）があったのである。しかし，国民の栄養摂取状況の変化などにより1996（平成8）年にこの制度は廃止された。

2 特別用途食品 food for special dietary use

栄養改善法（健康増進法の制定に伴い廃止された）は国民栄養の改善を図るという見地から，健康に及ぼす影響が大きく，かつ，とくに適正な栄養摂取が必要で栄養上特別の配慮を必要とする者を対象にした食品として特別用途食品を設けた。厚生労働大臣の許可または承認が必要で，特別用途表示を行うものである。現在，特別用途食品として病者用食品，乳児用調整粉乳，妊産婦・授乳婦用粉乳，高齢者用食品がある。病者用食品については高血圧者に対する低ナトリウム食品，肥満者に対する低カロリー食品，腎臓疾患を有する者に対する低蛋白食品などの病者用単一食品と糖尿病用や肝臓病用など，特定疾患を対象にした病者用組み合わせ食品があり，各食品群ごとに許可基準が設定されている。高齢者用食品としては，現在，咀嚼困難者用食品と咀嚼嚥下困難者用食品の2つの食品群に属する食品だけが許可対象になっている。なお，次に述べる保健機能食品に含まれている特定保健用食品も健康増進法ではこの特別用途食品に入る。図1に健康増進法に基づく特別用途表示を示す。

図1　健康増進法26条に基づく特別用途表示

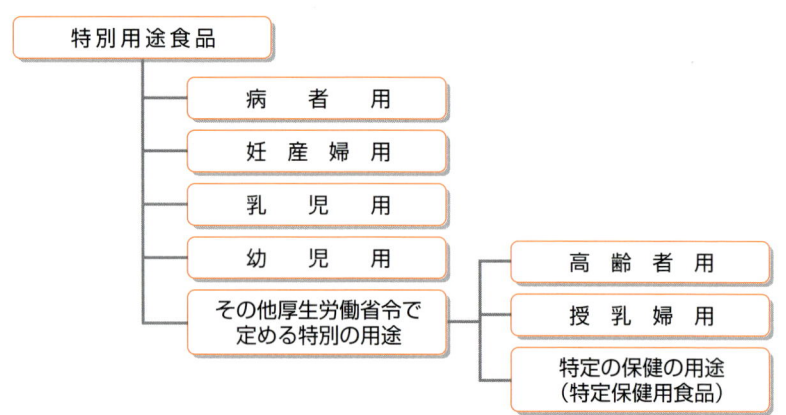

資料：厚生の指標「国民衛生の動向」，2005年

3　特定保健用食品 food for specified health uses (FOSHU)

　これは従来，機能性食品と呼ばれていたものである。これが取り上げられたきっかけはアメリカ合衆国食品医薬品局が食物繊維を多く含むシリアルを健康強調食品として大腸がんなどを予防するという効能を市販の食品に表示することを許可したことに始まる。このアメリカの動きに同調してわが国でも食品の機能により生活習慣病を予防しようという考え方が出てきたのである。このときに食品には**表3**に示すような3つの機能があるという考え方が出された。この第三次機能を食品に期待するのは新しい考え方であった。厚生省委員会で検討された結果，1991（平成3）年機能性食品は特定保健用食品という名称で制度化された。栄養改善法に前述の特別用途食品制度がすでにあったため，このカテゴリーに入れられた。この時点で特定保健用食品は通常の食品の形状をしたもののみが許可され，錠剤，カプセルなどの形状をしたものは認められないとされていた。しかし，2001（平成13）年からは錠剤，カプセルなどの形状をしたものも許可されるようになった。

　この名称を用いるためには業者が科学的根拠を有するデータを提出し

表3 食品の機能

第一次機能	栄養機能	生命の維持，成長，生殖に必要な栄養素を供給する
第二次機能	感覚に訴える機能	味覚，嗅覚，視覚により食品摂取の意欲を与える
第三次機能	生体調節機能	薬理的作用により疾病予防，回復，生理機能調節などを与える

て有効性や安全性の審査を受け個別に許可を受けなければならない。科学的根拠を有する有効性試験には化学的試験や動物実験による基礎試験とヒトを対象とした試験が必要であり，統計的な有意性の証明が要求される。安全性に関する試験には，急性毒性試験，亜急性毒性試験，亜慢性毒性試験，変異原性試験が必要である。食品分析による品質試験も要求される。2005（平成17）年4月現在で503品目の食品が［特定保健用食品］の表示許可を受けている。その内容は①「お腹の調子を整える」などの表示（オリゴ糖を含む食品，乳酸菌類を含む食品，食物繊維類を含む食品，その他の成分を含む食品），②「コレステロールが高めの方に適する」表示，③「食後の血糖値の上昇を緩やかにする」表示，④「血圧が高めの方に適する」表示，⑤「歯の健康維持に役立つ」表示，⑥「食後の血中中性脂肪が上昇しにくい，または身体に脂肪がつきにくい」表示，⑦「カルシウムなどの吸収を高める」表示，⑧「骨の健康維持に役立つ」表示，⑨「鉄を補給する」表示がある。2005（平成17）年に「健康食品」に係わる制度の見直しが行われ，新しい3種類の特定保健用食品が加えられた。以下それらについて記載する。

1 条件付き特定保健用食品 qualified FOSHU

　特定保健用食品の許可を受ける際に，科学的根拠が厚生労働省の要求するレベルに届かない場合でも，一定の有効性が確認されている食品については，摂取することにより特定な保健の目的が期待できる旨の表示ができる制度である。有効性のレベルとは①無作為化比較試験で危険率5％以下で統計的処理を行っても有意差がでないが，10％以下とすると

有意差が出るもの，②無作為化試験を行わないでも，非無作為化比較試験で危険率5％以下で統計的処理を行った場合，有意差が出る場合，③作用機序に関する試験が行われているが，明確になっていない場合，などがある。

限定的な科学的根拠であることを表示する必要がある。たとえば「この食品は○○を含んでおり，根拠は必ずしも確立されていませんが，○○に適している可能性があります」などと表示するもので許可証票にも「条件付き」という字が入る。

2 特定保健用食品（規格基準型） standardized FOSHU

特定保健用食品で科学的根拠が蓄積した食品（過去の許可件数が多い食品など）については許可手続きを速やかに行うために新たに規格基準を作成し，それに適合すると確認されたものについては薬事・食品衛生審議会の審査を省略できることになった。

その条件として①許可件数が100件を超えている保健の用途に係わる成分であること，②①を満たす関与成分で，最初の許可から6年以上経過しており，その6年間に健康被害が出ておらず，かつ複数の企業が許可等を取得しているもの，とされている。

3 特定保健用食品（疾病リスク低減表示） reduction of disease risk FOSHU

関与する成分を摂取することにより疾病のリスクが低減することが医学，栄養学的に広く認められ確立されているものについて，疾病リスクの低減に資する旨の表示ができる特定保健用食品である。現時点ではカルシウム（若い女性が健全な骨の健康を維持し，将来骨粗鬆症に罹患するリスクを低減させる）と葉酸（女性が二分脊髄など神経管閉鎖不全による奇形児の出産リスクを低減させる）を多く含む食品が審査対象になっている。

4 栄養機能食品 food with nutrient function claims (FNFC)

これは高齢化や食生活の乱れなどにより国民が健康な生活を送るのに必要な栄養成分を十分に摂取できない場合に補給・補完のために利用する食品であり，当該栄養成分の機能の表示ができるものである。栄養機能食品として栄養成分の機能が表示できる食品はミネラルとしてはカルシウム，マグネシウム，鉄，亜鉛，銅の5種類，ビタミンとしてビタミンA，D，E，B_1，B_2，B_6，B_{12}，ナイアシン，パントテン酸，葉酸，ビオチン，ビタミンCの12種類のいずれかについて栄養機能食品の規格基準に適合したものである。そして，健康増進法で種々の栄養素について食品の栄養表示基準制度が制定されており，それに準拠して前述のビタミン，ミネラルについて表示することになる。この表示制度の基準を表4，5に示す。補給ができる旨の表示には高い旨の表示と含む旨の表示の2種類があり，各栄養素について高い旨の表示は含む旨の表示の約2倍量になっている（表4）。一方，適切な摂取ができる旨の表示は過剰に摂取すると健康障害を起こすかもしれない栄養素についての表示であり，含まない旨の表示と低い旨の表示の2種類がある（表5）。含まないと表示されていてもその食品中に存在しないという意味ではなく，無視できるほど少ないという意味である。

図2 栄養表示基準制度の導入による食品の表示例

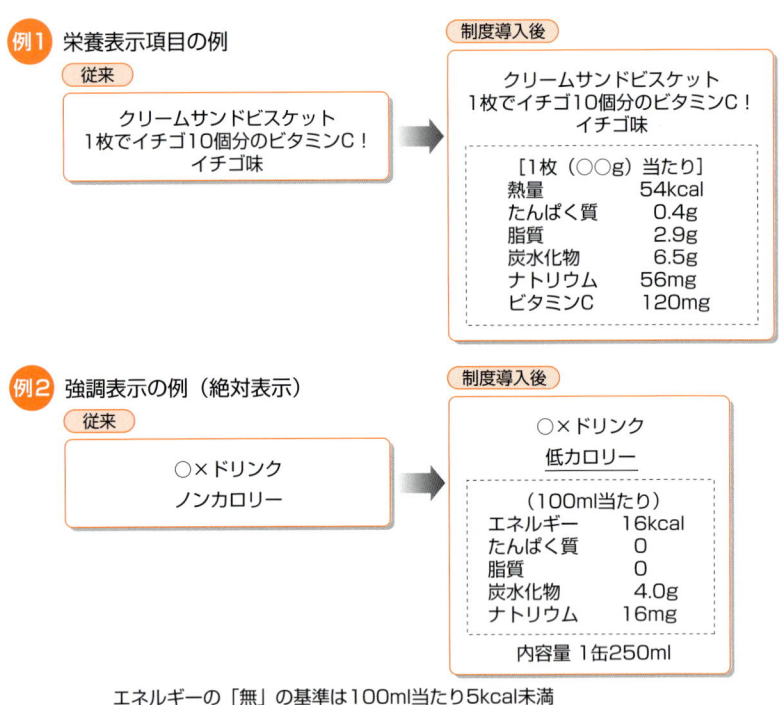

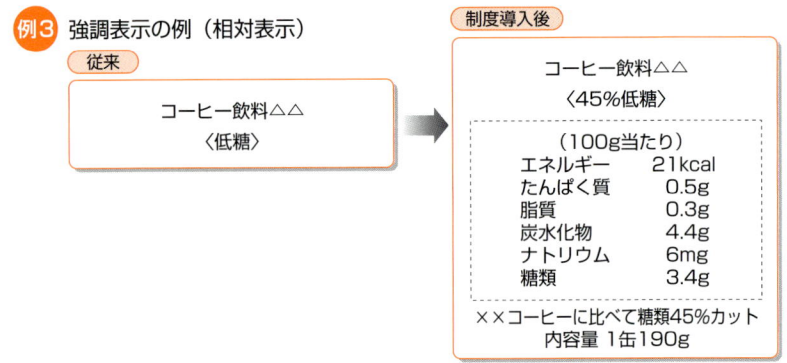

参考：絶対表示として，糖類の「低」の基準は100ml当たり2.5g以下（飲料の場合）

（資料）厚生の指標「国民衛生の動向」，2005年

表4 栄養機能食品制度の基準

ミネラル	上限値・下限値[*]	栄養機能表示
亜鉛	2.1～15mg	亜鉛は味覚を正常に保つのに必要な栄養素です 亜鉛は皮膚や粘膜の健康維持を助ける栄養素です 亜鉛は蛋白質・核酸の代謝に関与して，健康の維持に役立つ栄養素です
カルシウム	210～600mg	カルシウムは骨や歯の形成に必要な栄養素です
鉄	2.25～10mg	鉄は赤血球を作るのに必要な栄養素です
銅	0.18～6mg	銅は赤血球の形成を助ける栄養素です 銅は多くの体内酵素の正常な働きと骨の形成を助ける栄養素です
マグネシウム	75～300mg	マグネシウムは骨や歯の形成に必要な栄養素です マグネシウムは多くの体内酵素の正常な働きとエネルギー産生を助けるとともに血液循環を正常に保つのに必要な栄養素です

ビタミン	上限値・下限値[*]	栄養機能表示
ナイアシン	3.3～60mg	ナイアシンは皮膚や粘膜の健康維持を助ける栄養素です
パントテン酸	1.65～30mg	パントテン酸は皮膚や粘膜の健康維持を助ける栄養素です
ビオチン	14～500μg	ビオチンは皮膚や粘膜の健康維持を助ける栄養素です
ビタミンA	135～600μg	ビタミンAは夜間の視力の維持を助ける栄養素です ビタミンAは皮膚や粘膜の健康維持を助ける栄養素です
ビタミンB_1	0.3～25mg	ビタミンB_1は炭水化物からのエネルギー産生と皮膚や粘膜の健康維持を助ける栄養素です
ビタミンB_2	0.33～12mg	ビタミンB_2は皮膚や粘膜の健康維持を助ける栄養素です
ビタミンB_6	0.3～10mg	ビタミンB_6は蛋白質からのエネルギー産生と皮膚や粘膜の健康維持を助ける栄養素です
ビタミンB_{12}	0.6～60μg	ビタミンB_{12}は赤血球の形成を助ける栄養素です
ビタミンC	24～1000mg	ビタミンCは皮膚や粘膜の健康維持を助けると共に，抗酸化作用をもつ栄養素です
ビタミンD	1.5～5μg	ビタミンDは腸管でのカルシウムの吸収を促進し，骨の形成を助ける栄養素です
ビタミンE	2.4～150mg	ビタミンEは抗酸化作用により体内の脂質を酸化から守り，細胞の健康維持を助ける栄養素です
葉酸	60～200mg	葉酸は赤血球の形成を助ける栄養素です 葉酸は胎児の正常な発育に寄与する栄養素です

[*] 1日当たりの摂取目安量に含まれる栄養成分量の上限値・下限値
ビタミンAの前駆体であるβ-カロテンについてはビタミンAと同様の栄養機能表示が認められている．
過剰摂取等の保健機能食品制度の「注意喚起表示」もしなければならない．

表5 補給ができる旨の表示について遵守すべき基準値一覧表

栄養成分		[第1欄] 高い旨の表示をする場合は，次のいずれかの基準値以上であること 食品100g当たり（ ）内は，一般に飲用に供する液状での食品100ml当たりの場合		[第2欄] 含む旨または強化された旨の表示をする場合は，次のいずれかの基準値以上であること 食品100g当たり（ ）内は，一般に飲用に供する液状での食品100ml当たりの場合	
たんぱく質	(g)	15	(7.5)	7.5	(3.8)
食物繊維	(g)	6	(3)	3	(1.5)
亜鉛	(mg)	2.10	(1.05)	1.05	(0.53)
カルシウム	(mg)	210	(105)	105	(53)
鉄	(mg)	2.25	(1.13)	1.13	(0.56)
銅	(mg)	0.18	(0.09)	0.09	(0.05)
マグネシウム	(mg)	75	(38)	38	(19)
ナイアシン	(mg)	3.3	(1.7)	1.7	(0.8)
パントテン酸	(mg)	1.65	(0.83)	0.83	(0.41)
ビオチン	(μg)	14	(6.8)	6.8	(3.4)
ビタミンA	(μg)	135	(68)	68	(34)
ビタミンB₁	(mg)	0.30	(0.15)	0.15	(0.08)
ビタミンB₂	(mg)	0.33	(0.17)	0.17	(0.08)
ビタミンB₆	(mg)	0.30	(0.15)	0.15	(0.08)
ビタミンB₁₂	(μg)	0.60	(0.30)	0.30	(0.15)
ビタミンC	(mg)	24	(12)	12	(6)
ビタミンD	(μg)	1.50	(0.75)	0.75	(0.38)
ビタミンE	(mg)	2.4	(1.2)	1.2	(0.6)
葉酸	(μg)	60	(30)	30	(15)

飲用に供する液状食品は別に基準がある．

(資料) 厚生の指標「国民衛生の動向」，2005年第52巻第9号

5 保健機能食品 food with health claims (FHC)

アメリカでは消費者の選択に役立たせるために加工包装食品すべてに主要な栄養成分の表示を義務づける制度を定めた。これにならってわが国でも平成13年度に保健機能食品制度が創設された。この制度は前述の(3)個別許可型である特定保健用食品と(4)栄養成分について一定の基準を満たした場合にその栄養成分のもつ健康に関わる機能を表示することができるという規格基準型の栄養機能食品の2つの食品を統括した制度を示す場合に用いる。

図3に厚生労働省により許可あるいは承認された食品に表示されるマークを示す。なお条件付き特定保健用食品のマークで許可と承認の違いは，許可が国内の食品で審査を受けて認可されたものであり，承認は外国より輸入された食品で，国内でまったく同様の基準で審査を受け厚生労働省が承認したものである。

　栄養機能食品についてはとくにマークはない。

図3　食品に表示されるマーク

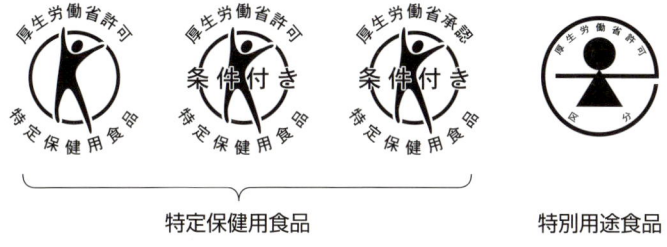

3章 健康食品・栄養補助食品の問題点

　前述した特定保健用食品が世に出るときに厚生省（現厚生労働省）が付した条件を表6に要約した。おおよそこの表に示すような事項が健康食品で問題となるであろう。一方，健康情報に関しては次のような情報は問題があると考えなければならないであろう。

1 少数例の結果や経験に基づく事例の羅列

　効能・効果がほんの一部の人に有効であったという結果を踏まえて，それが一般の人全体に有効であると宣伝する情報は問題である。有効例のみを羅列し無効例にまったく触れていない事例などは論外である。統計的な検定に耐えられる例数が必要で，科学的根拠に基づく検定方法により有意差が認められることが必要条件となる。

2 動物実験，試験管内の実験結果のみによる情報

　人間と動物の間には種差が存在するから動物実験の結果をそのまま人間に当てはめることはできない。ましてや，神経系の支配やホルモンの調節がない試験管内の実験だけで得られた有効性をそのまま人間に当てはめることはできない。

表6　特定保健用食品を認める上で付けられた条件

食生活の改善に寄与し，国民の健康増進に役立つ食品である
医学・栄養学的に正しい情報に基づいたものである
その食品に対する虚偽・誇大な情報は流さないこと
安全性および食品衛生を確保すること
食品行政と薬務行政との整合性を図ること

3 有効成分の量が異なる場合

実際に有効であるという結果が得られたとしても,その量が通常ヒトが摂取している量をはるかに超えた場合にのみ有効性が出るというような物質では有効であるとはいえない。いくら効果のある物質でも有効量以下であれば何の作用も出ないのである。

4 ヒトの生理的機能を無視した記載

有効成分を与えてもそれがヒトの体内に入らなければ有効性は発揮できない。経口的に与える場合は腸管から吸収されなければならず,腸管内で分解されたりせずに腸管を通過し,血液中に入ることを確認することが必要である。

最後に用語の明確化と食薬区分の問題を挙げておきたい。現在の健康食品に関する用語は前に述べたように非常に複雑である。現在は移行期であるからこのような混乱した状態にあると思われるが,将来は定義と用語を整理して明確にする必要があると思われる。これと関連して食品と薬品の区別である食薬区分の問題も解決すべき課題である。筆者は薬剤の形態をしたものが食品として取り扱われている点に大きな違和感をもつ。表7に食薬区分に関する筆者の私案を示す。左側が薬品色,右側が食品色の強い順に並べている。カプセルとか錠剤の形態をした健康食品は保健予防薬というような名称で一般薬品より幾分,審査基準が緩い薬品の部類に入れるとすっきりするのではなかろうか。そして将来は食品に近い健康食品,医薬品に近い健康食品という部類はなくなる方がよいと考える。

表7 医薬品と食品の区分（糸川私案）

医療用医薬品	一般用医薬品	保健予防薬（現在は実在しない）	医薬品に近い健康食品	特定保健用食品	特定保健用食品（条件付き）	特定保健用食品（規格基準型）	特別用途食品（特定保健用食品を除く）	栄養機能食品	食品に近い健康食品	一般食品

4章 科学的根拠について

　最近は医療の分野で「科学的根拠（エビデンス）に基づく診療を行うこと」が重要視されるようになり，厚生労働省では23の疾患に対して診療ガイドラインを発表した。その後，すでに認可され現在使用されている医薬品が「その有効性を証明する十分なエビデンスがない」と再評価されたりして，厚生労働省，臨床医，患者などの間で論議の的になっている。このような問題は健康食品にも当てはまり，「科学的根拠のない健康食品は排除すべき」という考え方にもつながると思われる。そこで科学的根拠に関して考えることにしたい。

　まず，薬品や健康食品の効能・効果の科学的根拠とは何かということになるが，筆者は表8に示すようなレベルの異なる2つの科学的根拠があると考える。第一の科学的根拠はその健康食品がなぜ効く（機能を有する）のかというメカニズム（機構）が科学的に解明されたものであり，第二はなぜ効くのかその理由はわからないが，効くという事実が科学的に証明されているということである。第一のメカニズムを解明するためには動物実験，臨床実験など数々の検査や研究を行わなければならず，かなりの時間と労力が必要である。実際に現在使用されている医薬品でもメカニズムが分からずに使用されており，十分に治療効果を挙げている例は多い。栄養素でもたとえばヒトの生存に必須であることは判明し

表8　有効性のエビデンス

有効性のエビデンスとは	
エビデンスの種類	例
有効性の客観的証明	疫学手法による証明
	文献検索による証明
有効原因の解明	有効物質の同定
	生理学的意義の解明

ているビタミンでもなぜ欠乏症を治すのかメカニズムが明らかでないものも存在する。昔，高木兼寛という海軍軍医が脚気の治療に麦飯を推奨したことに対して批判者たちが「脚気に麦飯が効くという学理はない」と主張し，脚気の撲滅が遅れたという話[1]があるが，メカニズムを解明することを科学的根拠の条件にすると，かえって健康維持に役立つ物質を排除することにつながりかねない。そこで，筆者はここでいう科学的根拠とは第二の有効であるか無効であるかという証明が科学的に行われていれば諒としてよいと考えるものである。その証明方法としてはヒトを対象にした適切な方法による疫学的な研究において統計学的に有意差が出ることが基本になるであろう。

厚生労働省では無作為化比較試験（本書機能水の項，参照）において統計的処理で危険率5％以下で有意差が出ることを基準にしている。さらに，科学的根拠について虚偽の広告を行うと健康増進法により処罰の対象になる。

アメリカでは健康食品業界の団体である栄養評議会が科学的根拠に基づいて表9に示す10の疾患に対して栄養補助が有効であると推奨している。この意義については各論的事項において適宜触れているので参照されたい。

表9 アメリカ栄養評議会が栄養補助を推奨している疾患

1　骨粗鬆症に対するカルシウム，ビタミンDの投与
2　出産児の神経管閉鎖不全症予防のため適齢女性への葉酸の投与
3　心臓疾患予防のための葉酸の投与
4　心臓疾患予防のためのビタミンEの投与
5　高齢者の免疫維持のためのビタミン・ミネラルの投与
6　白内障予防のための抗酸化栄養素（ビタミンC，E，β-カロテン）の投与
7　網膜黄斑変性症に対するカロテノイドの投与
8　がん予防のための抗酸化栄養素の投与
9　慢性疾患に対する食物繊維の投与
10　心臓疾患に対するω-3（n-3系）脂肪酸の投与

5章 食事摂取基準

　わが国の栄養政策として終戦後の1947（昭和22）年に国民食糧および栄養対策審議会が日本人1人1日当たりの栄養必要量を策定し，これを栄養所要量と呼び，数年ごとに改定されてきた。そして1999（平成11）年には食事摂取基準Dietary Reference Intakesという名称で多くのビタミン，ミネラル・微量元素等の必要量や上限量が策定される画期的な変更が行われた。そして，2005（平成17）年に「日本人の食事摂取基準（2005年版）」[2]が策定され，栄養素の充足状況を推定する場合の条件が決められた。本書に関係が深い種々の変更が行われたので主なものについて述べることにする。

1 栄養所要量という言葉の廃止

　栄養所要量という言葉は終戦後の1947（昭和22）年に国民食糧および栄養対策審議会が日本人1人1日当たりの栄養必要量のことを所要量と呼ぶことに決めたことに始まる。所要とは所要時間，所要経費など必要なものを示す言葉で英文ではこの表現はない（所要時間はthe time requiredという）。所要量という語も一般の辞書にはない。日本栄養・食糧学会の用語集にはallowance（割当量の意）という英文訳が記載されている。所要量という言葉には不足の栄養素を充足するという概念が含まれており，今回の食事摂取基準では栄養素の欠乏のみならず過剰にも対応することを標榜したために使用しないようにしたと考えられる。

2 エネルギーを他の栄養素と別扱いにした

　従来はエネルギー所要量を他の栄養素と同様に取り扱い，これを含めて記載する場合，栄養素等と表現していたが，今回からはエネルギーの

み推定エネルギー必要量（estimated energy requirement：EER）として1種類のみの指標とした。エネルギーは他の栄養素とは異なり個人では摂取量が不足しても過剰になっても健康障害が発生するから，その両者のリスクがもっとも低い点を必要量としたのである。図4にこの推定エネルギー必要量を理解するために厚生労働省が策定した模式図を示す。

図4　推定エネルギー必要量を理解するための模式図

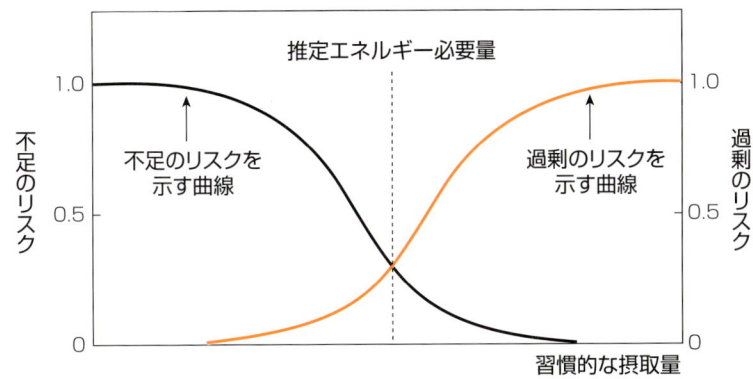

習慣的な摂取量が増加するにつれて，不足のリスクが減少するとともに，過剰のリスクが増加することを示す．両者のリスクが最も少なくなる摂取量が推定エネルギー必要量である．

（資料）厚生労働省策定「日本人の食事摂取基準（2005年版）」，第一出版

3　栄養素について5種類の項目を設定した

表10に5種類の項目の概要を示す。①～③はアメリカでDietary Reference Intakesとして示した概念を取り込んだもので，1999（平成11）年の食事摂取基準でも取り上げられている。しかし，このときは②の推奨量と③の目安量を区別せず両者とも栄養所要量と表現し，前者②を栄養所要量（平均必要量が算定される場合），後者③を栄養所要量（平均必要量が算定できない場合）とコメントを入れていた。しかし，実際の個々の栄養素の栄養所要量の表ではその区別はされておらず，どれが②でどれ

表10　栄養素に関する食事摂取基準の5種類の項目

①推定平均必要量 estimated average requirement：EAR	特定の集団を対象として測定された必要量から，性・年齢階級別に日本人の必要量の平均値を推定した．当該性・年齢階級に属する人々の50％が必要量を満たすと推定される1日の摂取量である
②推奨量 recommended dietary allowance：RDA	ある性・年齢階級に属する人々のほとんど（97～98％）が1日の必要量を満たすと推定される1日の摂取量である．原則として「推定平均必要量＋標準偏差の2倍（2SD）」とした
③目安量 adequate intake：AI	推定平均必要量・推奨量を算定するのに十分な科学的根拠が得られない場合に，ある性・年齢階級に属する人々が，良好な栄養状態を維持するのに十分な量である
④目標量 tentative dietary goal for preventing life-style related diseases：DG	生活習慣病の一次予防*のために現在の日本人が当面の目標とすべき摂取量（またはその範囲）である
⑤上限量 tolerable upper intake level：UL	ある性・年齢階級に属するほとんどすべての人々が，過剰摂取による健康障害を起こすことのない栄養素摂取量の最大限の量である

＊：生活習慣などを改善して病気を予防すること．ちなみに二次予防は早期発見，早期治療，三次予防はリハビリテーションなど

（資料）日本人の食事摂取基準，2005年版

が③であるのかわからなかったが，今回はこの両者の区別を明確にした．

　目標量④はわが国独自の概念で従来から種々論議のあった項目である．日本人の食生活で摂取過剰や摂取不足により健康障害の発生が予測される栄養素について実情に応じて目標とする摂取量を設定するものである．前回は食塩とカリウムについてのみ設定されていたが，今回は脂質類，炭水化物，食物繊維，カルシウム，ナトリウム，カリウムについて目標量が設定された．上限量⑤は前回は許容上限摂取量と記載されていたものであるが，今回もビタミン，ミネラルについて設定されている．表11に食事摂取基準を設定した栄養素を示す．一部の年齢階級について設定した場合も含まれている．

表11 食事摂取基準を設定した栄養素と策定した指標

栄　養　素		EAR	RDA	AI	DG	UL
たんぱく質		○	○		○	
脂質	総脂質				○	
	飽和脂肪酸				○	
	n-6系脂肪酸			○	○	
	n-3系脂肪酸			○	○	
	コレステロール				○	
炭水化物					○	
食物繊維				○	○	
水溶性ビタミン	ビタミンB₁	○	○			
	ビタミンB₂	○	○			
	ナイアシン	○	○			
	ビタミンB₆	○	○			○
	葉酸	○	○			○
	ビタミンB₁₂	○	○			○*
	ビオチン			○		
	パントテン酸			○		
	ビタミンC	○	○			
脂溶性ビタミン	ビタミンA	○	○			○
	ビタミンD			○		○
	ビタミンE			○		○
	ビタミンK			○		
ミネラル	マグネシウム	○	○			○*
	カルシウム			○	○	○
	リン			○		○
微量元素	鉄	○	○			○
	亜鉛	○	○			○
	銅	○	○			○
	マンガン			○		○
	ヨウ素	○	○			○
	セレン	○	○			○
	クロム	○	○			
	モリブデン	○	○			○
電解質	ナトリウム	○			○	
	カリウム			○	○	

EAR：推定平均必要量，RDA：推奨量，AI：目安量，DG：目標量，UL：上限量
＊：通常の食品以外からの摂取について定めた

（資料）日本人の食事摂取基準，2005年版

図5に厚生労働省が示した食事摂取基準を理解するための模式図を示す。

図5 食事摂取基準の各指標（推定平均必要量, 推奨量, 目安量, 上限量）を理解するための模式図

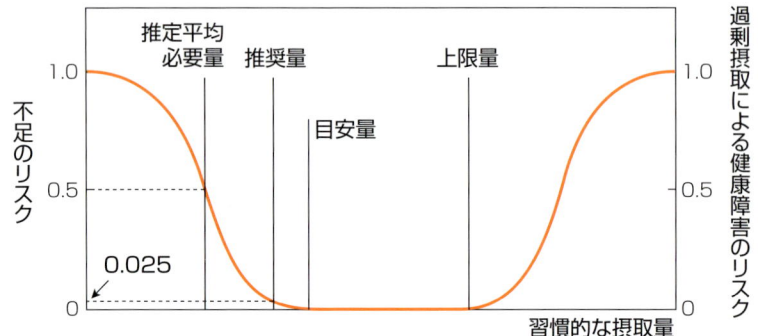

不足のリスクが推定平均必要量では0.5（50%）あり，推奨量では0.02〜0.03（中間値として0.025）（2〜3%または2.5%）あることを示す．上限量以上を摂取した場合には過剰摂取による健康障害が生じる潜在的なリスクが存在することを示す．そして，推奨量と上限量とのあいだの摂取量では，不足のリスク，過剰摂取による健康障害が生じるリスクともにゼロ（0）に近いことを示す．

目安量については，推定平均必要量ならびに推奨量と一定の関係をもたない．しかし，推奨量と目安量を同時に算定することが可能であれば，目安量は推奨量よりも大きい（図では右方）と考えられるため，参考として付記した．

目標量については，他の方法，主に，推奨量または目安量と，現在の摂取量中央値から決められるため，ここには図示できない．

（資料）厚生労働省策定「日本人の食事摂取基準（2005年版）」，第一出版

4 栄養摂取量の評価に食事摂取基準を用いる場合に個人を対象とした場合と集団を対象にした場合

　表12に個人と集団を対象にした場合に5つの項目をどのように適応するかを記載している。これまでよく行われていた国民栄養調査の結果を栄養所要量と比較してどのような栄養素が国民に不足しているかという記載を行ってきたが，これまでの栄養所要量に相当する推奨量は集団の評価には用いないとされているので，この勧告に従えば別の比較方法を用いなければならない。

表12　栄養素摂取量の評価（アセスメント）を目的として食事摂取基準を用いる場合の概念（エネルギーは除く）

	個人を対象とする場合	集団を対象とする場合
推定平均必要量（EAR）	習慣的な摂取量が推定平均必要量以下の者は不足している確率が50％以上であり，習慣的な摂取量が推定平均必要量より低くなるにつれて不足している確率が高くなっていく．	習慣的な摂取量が推定平均必要量以下の者の割合は不足者の割合とほぼ一致する．
推奨量（RDA）	習慣的な摂取量が推定平均必要量以上となり推奨量に近づくにつれて不足している確率は低くなり，推奨量になれば，不足している確率は低い（2.5％）．	用いない．
目安量（AI）	習慣的な摂取量が目安量以上の者は，不足している確率は非常に低い．	集団における摂取量の中央値が目安量以上の場合は不足者の割合は少ない．摂取量の中央値が目安量未満の場合には判断できない．
目標量（DG）	習慣的な摂取量が目標量に達しているか，示された範囲内にあれば，当該生活習慣病のリスクは低い．	目標量に達していない者の割合，あるいは，示された範囲外にある者の割合は，当該生活習慣病のリスクが高い者の割合と一致する．
上限量（UL）	習慣的な摂取量が上限量以上になり，高くなるにつれて，過剰摂取に由来する健康障害のリスクが高くなる．	習慣的な摂取量が上限量を上回っている者の割合は，過剰摂取による健康障害のリスクをもっている者の割合と一致する．

5 十分に行われた内外の文献検索

科学的根拠のある多くのデータを参考にした結果，前回に比較して多くの栄養素について数値が変更された。

6 栄養補助食品摂取の現状

厚生労働省が実施した2003（平成15）年国民健康・栄養調査では補助食品などからのビタミン・ミネラルの摂取状況の調査が行われた。栄養補助食品などは強化食品と補助食品に分けられ，強化食品はカルシウム強化牛乳，鉄強化ヨーグルトなどのように通常の食品に強化されている食品からの摂取（前述の廃止された強化食品とは異なる）であり，補助食品は顆粒，錠剤，カプセル，ドリンク状の製品からの摂取である。調査対象は約9,000人でその内，補助食品などを摂取した者の割合を図6に示す。ビタミンB群が5％台で高くなっている。総合ビタミンとして配合されている補助食品が多いためであろう。図7にビタミンB_1，B_2，カルシウム，鉄について通常の食品のみを摂取する者と補助食品を摂取した者の摂取量を示す。ビタミンB_1，B_2では補助食品を摂る者は10数倍の摂取量となるし，カルシウム，鉄も2倍程度の摂取量となる。通常の食品からの摂取量は両者で大きな違いはない。

図6 補助食品等を摂取した者の比率（%）

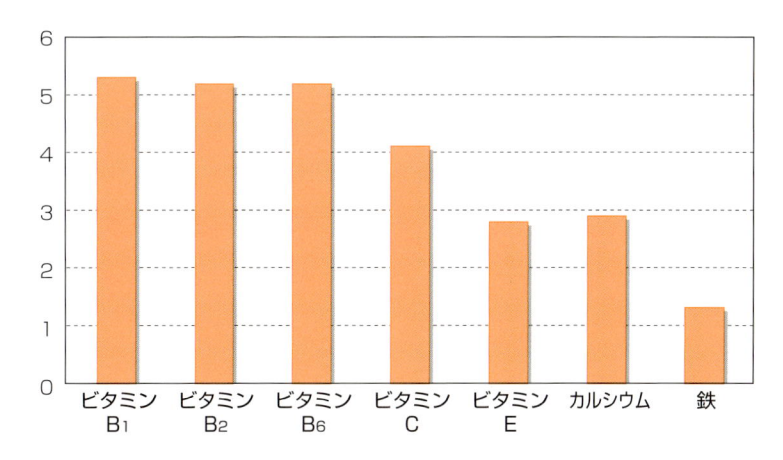

平成15年国民健康・栄養調査

図7 通常の食品のみを摂取する者と，補助食品などを摂取する者の栄養素摂取量の比較

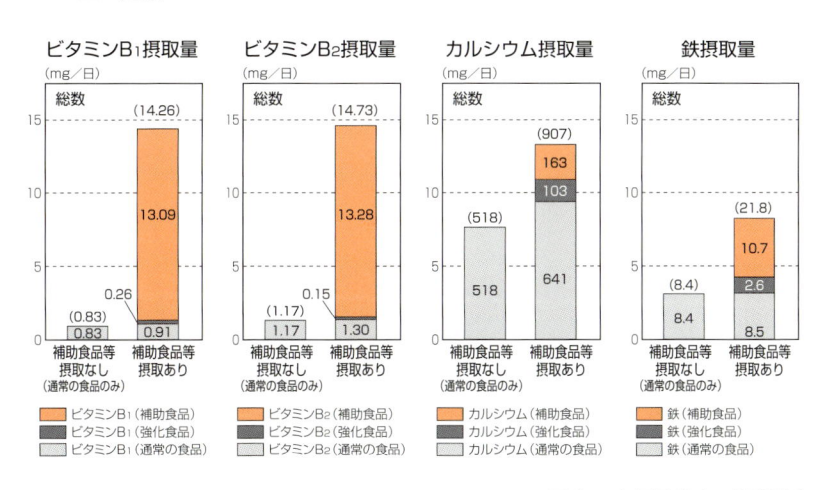

平成15年国民健康・栄養調査

A-5章　食事摂取基準

SUPPLEMENT

B

各論

1章 ビタミン

1 ビタミンの定義と種類

ビタミンと呼ばれる物質は次の4つの条件を満たすものの総称である。

①栄養素である

　生命を維持するために毎日食事などから摂らなければならない物質である。元来，ビタミンは原因不明で人類を悩ましてきた病気（ビタミン欠乏症）を克服する物質として発見されたので，その病気を予防・治療する生理作用（栄養素作用）を有している。

②必要量は微量である

　蛋白質，脂肪，炭水化物，アミノ酸などの栄養素に比較して微量の摂取で健康が維持できる。

表13　ビタミンの概要

分類	ビタミン	主な欠乏症	主な生理作用
水溶性	ビタミンB_1 ビタミンB_2 ビタミンB_6 ビタミンB_{12} ニコチン酸 パントテン酸 葉酸 ビオチン ビタミンC	脚気，ウエルニッケ・コルサコフ症候群 口角炎，口唇炎，舌炎 皮膚炎，痙攣 悪性貧血 ペラグラ 血圧低下，副腎機能低下 大球性貧血，新生児神経管閉鎖不全 皮膚炎 壊血病	糖代謝酵素の補酵素，神経機能維持 フラビン酵素の補酵素，抗酸化作用 アミノ酸代謝，GABA産生 プロピオン酸代謝，メチル転移反応 脱水素酵素の補酵素，酸化還元 CoAの構成成分，エネルギー代謝 核酸合成に関与，細胞増殖 炭酸固定反応 酸化還元，コラーゲン生成
脂溶性	ビタミンA ビタミンD ビタミンE ビタミンK	角膜乾燥症，網膜色素形成不全症 くる病 溶血性貧血 頭蓋内出血	視物質の構成成分，粘膜・皮膚の維持 カルシウムの腸管吸収促進 抗酸化作用 血液凝固作用

成人：30～49歳，推奨量・目安量：日本人の食事摂取基準（2005年版）
摂取量：平成15年度国民健康・栄養調査

③**有機化合物である**

　炭素を構造の中に有しており，ミネラルと区別される点である。

④**ヒトの体内で合成することができない**

　ホルモンと異なる点であるが，例外がありビタミンD，ニコチン酸は一部体内で合成されるがビタミンと認められている。

　この4つの条件から現在**表13**に示す9種類の水溶性ビタミンと4種類の脂溶性ビタミンがビタミンとして認められている。欠乏症とその予防・治療に関係する生理作用も併記した。しかし，ビタミンの研究が進展するにともなってビタミンには生理作用以外に欠乏症と関係のない疾患にも有効な作用（薬理作用）が存在することが明らかになってきた。その主なものも記載した。30〜49歳の成人の食事摂取基準の推奨量，目標量，国民健康・栄養調査による摂取量も記載した。前述のように2003（平成15）年度から補助食品などの調査が行われたが，5％程度の者による補助食品摂取量を含めると平均摂取量が著しく上昇する傾向が認められ，この意味からも集団における推奨量と摂取量を単純に比較する弊害が推測できる。

主な薬理作用	成人推奨量・目安量*(/日) 男性	成人推奨量・目安量*(/日) 女性	成人摂取量（/日）男性 含補助食品	成人摂取量（/日）男性 通常の食品	成人摂取量（/日）女性 含補助食品	成人摂取量（/日）女性 通常の食品
神経障害治療	1.4mg	1.1mg	1.36mg	0.92mg	1.22mg	0.77mg
	1.6mg	1.2mg	1.48mg	1.20mg	1.49mg	1.08mg
	1.4mg	1.2mg	1.68mg	1.23mg	1.79mg	1.01mg
神経障害治療，睡眠覚醒リズム調整	2.4μg	2.4μg	7.7μg		6.1μg	
	15mg	12mg	17.5mg		13.8mg	
	6mg*	5mg*	5.81mg		5.06mg	
循環器疾患予防効果	240μg	240μg	300μg		281μg	
	45μg*	45μg*				
循環器疾患抑制作用	100mg	100mg	97mg	79mg	114mg	86mg
抗がん作用	750μg	600μg	857μg		836μg	
	5μg*	5μg*	8.4μg		7.3μg	
循環器疾患抑制作用	8mg*	8mg*	9.9mg	8.8mg	11.0mg	7.9mg
骨粗鬆症治療	75μg*	65μg*	262mg		249mg	

＊付きは目安量

2 ビタミン摂取量の問題

　日本の国民が日常の食事で不足しているビタミンは補給する必要があり，代替医療の対象になる．前述の食事摂取基準の勧告に従って，栄養所要量と摂取量を比較する従来の充足率をやめ，2003（平成15）年度の国民・健康栄養調査結果[3]）のビタミン摂取量の分布という表からパーセンタイルの分布図を作成し，「日本人の食事摂取基準（2005年版）」に記載されている推定平均必要量，また推定平均必要量が策定されなかったビタミンについては目安量を基準にして必要量に達していない者の比率30〜49歳の働き盛りの年齢階級について推定した．

　図8に30〜49歳の年齢階級で必要量に達していない者の割合を示すが，もっとも高いのはビタミンB_1で男性80％，女性72％と推定された．次いでビタミンCが男性63％，女性59％と高く，ビタミンB_2，ビタミンB_6もこの比率が高く，これらについては栄養補助食品を利用す

図8　ビタミン類について推定平均必要量に達しない者の比率

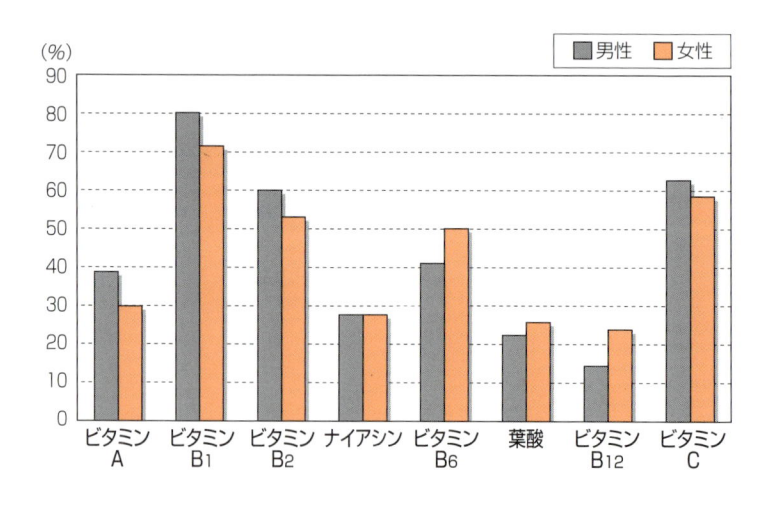

推定平均必要量：日本人の食事摂取基準（2005年版），摂取量：平成15年国民健康・栄養調査，対象年齢：30〜49歳

る意義が高いと考えられる。目安量のみ策定されたビタミンについて目安量に達していない者の比率を図9に示した。推定平均必要量の策定されたビタミンと同列には論じられないが，ビタミンD，E，パントテン酸は半数程度の者が目安量に達していない。

図9　ビタミン類について目安量に達しない者の比率

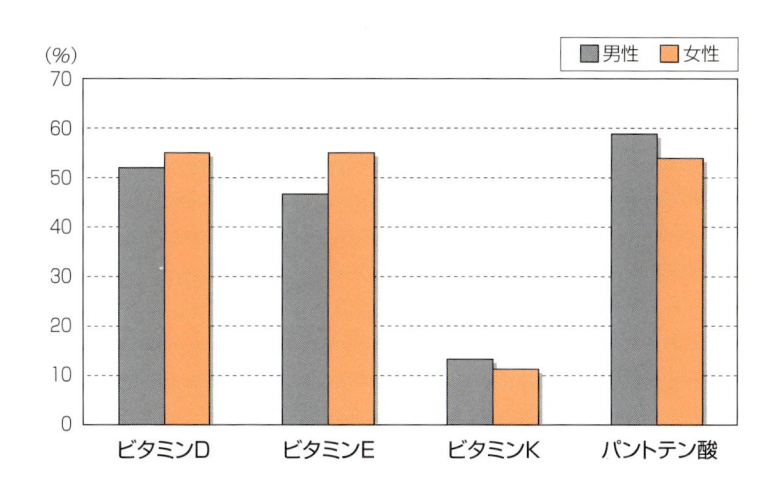

目安量：日本人の食事摂取基準（2005年版），摂取量：平成15年国民健康・栄養調査，対象年齢：30～49歳

3 ビタミン類摂取の意義

1 ビタミンB₁

　ビタミンB_1にはそのままの型のものの他，リン酸が1～3個ついたリン酸エステルが存在する。食品中にもエステル型が存在するが，リン酸基のつかない遊離型になって腸管から吸収される。しかし，ビタミンB_1はそのままの型では生理的な活性はなく，体内でビタミンB_1キナーゼによりリン酸基が2つついたビタミンB_1二リン酸となり，これが糖代

謝酵素の補酵素となる。リン酸基が3つ付いたビタミンB_1三リン酸は神経機能などに対して特殊な作用があることが解明されてきている。

①ビタミンB_1欠乏症

　動物をビタミンB_1欠乏にすると猿，狐，犬，猫，ねずみなどの哺乳類，鳩，ニワトリ，十姉妹などの鳥類，鯉，はまちなどの魚類などのすべてにけいれん，異常運動，歩行障害などの神経異常症状が発生する。

　ヒトのビタミンB_1欠乏症には前述の脚気とウエルニッケ・コルサコフ症候群の2種類がある。脚気は日本をはじめ中国，東南アジアなど米を主食にしているアジアの国々に古くから存在していた病気である。今から1400年前の中国唐代の医学書には次のように書かれている。「脚気は初めは軽症であるが，しだいに下肢の知覚異常，運動麻痺が起こり心臓の動悸も激しくなる。そしてこの病気には乾湿の2種あり湿式脚気は脚が腫れ，乾式脚気は脚が腫れることはない」。図10にビタミンの発見

図10　湿式脚気と乾式脚気

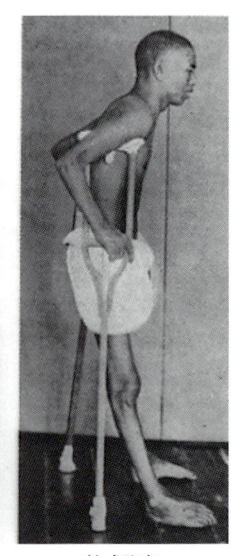

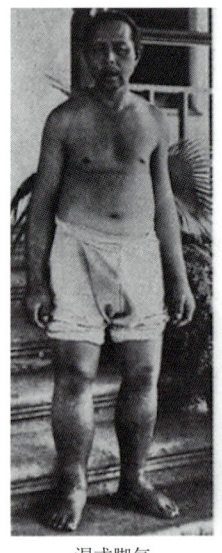

湿式脚気　　　乾式脚気

者とされているフンクの図書にある湿式脚気と乾式脚気患者の写真を示す。脚気は全身倦怠，四肢の知覚異常，心悸亢進，心臓肥大，腱反射減弱など多彩な症状を示すが本態は末梢神経の疾患であり，中枢神経が侵されることはない。乾式脚気は典型的に末梢神経が障害されている症状を示しているが，湿式脚気は心臓の神経が侵され，心筋が弱くなり心臓肥大が起こる。そして，循環血液量が増加し，浸透圧により細胞外に水分が流出し脚などに浮腫が起こるのである。脚気患者数は図11に示すように昭和40年代から急激に減少し始め，近年ではきわめて少なくなったが，まったくなくなったわけではない。患者数で見るかぎり，昔からわが国ではビタミンB₁欠乏以外のビタミン欠乏症は多くないこともわかるであろう。

　もう1つの型のビタミンB₁欠乏症であるウエルニッケ・コルサコフ症候群は中枢神経の疾患である。1881年ウエルニッケは眼球の運動麻痺，歩行運動失調，意識障害を起こす病気のことを発表し，その病気はウエルニッケ脳症と名づけられた。次いで1887年コルサコフは記銘力低下，作話症，健忘症などの症状を示す精神病のことを報告し，コルサコフ症と呼ばれた。後にこの2つの病気の主要な病変は脳の中脳と脳幹

図11　ビタミン欠乏症患者の年次推移（患者調査）　　　　単位（万人）

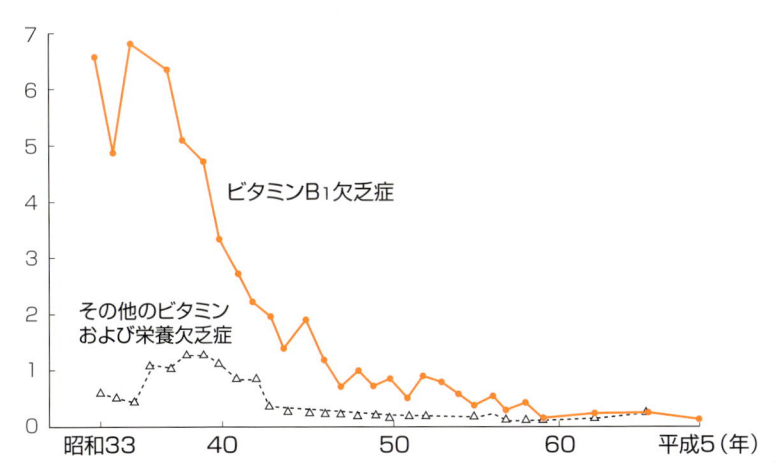

部で同じ部位であり，ウエルニッケ脳症が慢性化するとコルサコフ症に移行することなどが判明し，本質的に同じ病気であることがわかり，ウエルニッケ・コルサコフ症候群と呼ばれるようになっている．この症候群は慢性アルコール症が誘因になっている場合が多いが，肝硬変，感染症などが誘因になることもある．しかし，この病気の原因はビタミンB_1欠乏症であり，ビタミンB_1を投与することにより，通常は眼症状の改善には有効である（図12）．しかし，運動失調の回復には時間がかかるし，コルサコフ症になってしまうと，ほとんど回復の見込みはない．欧米諸国では多数の報告例があったが，日本を含め東洋ではまれな疾患であった．しかし，近年はわが国でしばしばこの症候群の症例が報告されており，死者も出ている．完全静脈栄養施行時に点滴液中にビタミンB_1が添加されていなかったために本症候群に罹患した数例の報告がある．

さらにビタミンB_1欠乏症にならなくてもビタミンB_1が不足すると神経に異常が起こり，疲労感，倦怠感などの不定愁訴を訴えるようになる．

②ビタミンB_1の生理作用

ビタミンB_1には2種類の機能があると考えられている．その1つは糖代謝系の3つの酵素，ピルビン酸脱水素酵素，α-ケトグルタル酸脱水素酵素，トランスケトラーゼの補酵素になることである．したがって欠乏

図12　Wernicke脳症の眼球運動障害

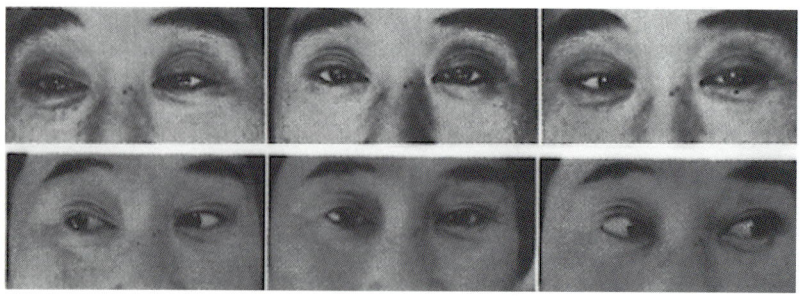

上段：治療前：両側性と外転が障害されている．
下段：ビタミンB_1静脈注射により回復をきたす．

（出典）山本悌司ら：脳神経 33:577, 1981.

になり，糖代謝酵素から補酵素が失われると糖代謝が円滑に働かなくなる。その結果，糖代謝の中間代謝産物である焦性ぶどう酸（ピルビン酸）や乳酸が血液中に増加し酸性になる（アシドーシス）。

　もう1つのビタミンB_1の作用は神経機能に関する作用である。ビタミンB_1は神経組織の必須成分になっていて，興奮伝導などの神経の機能を円滑に保つのに役立っている。この作用はビタミンB_1の作用として最も重要な作用と考えられるが詳細は明らかではない。今後の研究進展が望まれる分野である。

　とくに近年ビタミンB_1三リン酸には壊れた細胞組織の修復作用，神経伝達物質の調整作用があることが解明されてきた。

③ビタミンB_1の薬理作用

　ビタミンB_1欠乏症であるウエルニッケ・コルサコフ症候群や脚気ニューロパチーなどの神経疾患にビタミンB_1の投与は当然有効である。しかし，神経疾患の治療には通常の栄養素量では不足で，その10〜100倍のビタミンB_1，さらにわが国で市販されている腸管吸収がよい脂溶性のビタミンB_1誘導体の投与で初めて効果を発揮する。

　アルコール性小脳変性症，球後視神経炎などビタミンB_1欠乏症でない神経疾患にもビタミンB_1誘導体の大量投与が有効である場合が多い。アルツハイマー性認知症の脳ではビタミンB_1依存酵素であるピルビン酸デヒドロゲナーゼ，$α$-ケトグルタル酸デヒドロゲナーゼおよびトランスケトラーゼの酵素活性が有意に低下していることが報告されている[4,5]。ビタミンB_1依存酵素以外の酵素活性は低下していない。このようにビタミンB_1関連酵素が低下するのでアルツハイマー病患者の脳中のビタミンB_1濃度が低下していることが予測されるが，脳中ビタミンB_1を測定したデータはない。アルツハイマー病の外来患者に大量のビタミンB_1誘導体を12週間与えた結果，精神症状に幾分の改善をみたという臨床結果がある[6]。

④ビタミン B_1 の必要量

日本人の食事摂取基準（2005年版）ではビタミン B_1 量を徐々に増加させて負荷していき体内のプールが飽和され，急激に尿中に排泄されるビタミン B_1 量が増加する時の摂取量（従来飽和量と呼ばれていた）を推定平均必要量とした。この値は1～69歳で0.45mg/1,000Kcalであり，推奨量はこの1.2倍の0.54mg/1,000Kcalとされた。これに各年齢区分の推定エネルギー必要量を掛けて年齢階級別食事摂取基準を算出している（表14）。

慢性的に1日に50mg以上のビタミン B_1 を摂取すると頭痛，いらだち，不眠などの症状を呈したという報告もあるが，上限量を算定できるデータは十分でないので策定されなかった。なお，市販されている脂溶性ビタミン B_1 誘導体類はビタミン B_1 よりもはるかに毒性が低いことが

表14　ビタミン B_1 の食事摂取基準（mg/日）

年齢（歳）	男性 推定平均必要量	男性 推奨量又は目安量	女性 推定平均必要量	女性 推奨量又は目安量
0～5（月）		0.1*		0.1*
6～11（月）		0.3*		0.3*
1～2	0.4	0.5	0.4	0.5
3～5	0.6	0.7	0.6	0.7
6～7	0.7	0.9	0.7	0.8
8～9	0.9	1.1	0.8	1.0
10～11	1.0	1.2	1.0	1.2
12～14	1.2	1.4	1.0	1.2
15～17	1.2	1.5	1.0	1.2
18～29	1.2	1.4	0.9	1.1
30～49	1.2	1.4	0.9	1.1
50～69	1.1	1.3	0.9	1.0
70以上	0.8	1.0	0.7	0.8
妊婦付加量　初期			0	0
中期			0.1	0.1
末期			0.2	0.3
授乳婦付加量			0.1	0.1

＊付きは目安量である．　　　　　　　　　　日本人の食事摂取基準（2005年版）

証明されている。

⑤ビタミンB_1と食事

表15に食品中のビタミンB_1含有量を示す。小麦胚芽に多く含まれているが，今回成分表に記載されなかった米糠にも多い。したがって玄米には多く含まれているが，白米に精白されると減少する。通常よく食べる食品では豚肉が豊富なビタミンB_1源となる。不思議なことに牛肉や鶏肉のビタミンB_1含有量は高くない。猪肉に高いのは豚と近い種族であることに由来するようである。

表15 食品中ビタミンB_1量

食品	量	食品	量
小麦胚芽	1.82	豚肝臓	0.34
焼き海苔	1.21	猪肉	0.24
豚肉（モモ）	0.90	ほうれんそう	0.11
大豆（乾）	0.83	鯛（たい）	0.09
猪豚肉	0.62	精白米	0.08
鮒（ふな）	0.55	牛肉	0.08
鯉（こい）	0.46	鶏卵	0.06
玄米	0.41	鶏肉	0.05

五訂増補食品成分表（2006年）

図13に食品群別摂取比率を示す。平均値で示すと栄養補助食品からの摂取比率が39％と非常に多くなるが，これは5％程度の者が大量に補助食品からビタミンB_1を摂取した結果である。食品としては肉類，穀類が主要な摂取源であるが，肉類の中では豚肉から65％，ハム・ソーセージから25％であり，大部分が豚肉由来である。補助食品も摂らず豚肉も食べないヒトはビタミンB_1摂取量が低い可能性が高い。動物性食品と植物性食品はほぼ50％くらいの比率となる。他の水溶性ビタミンと共通するが，調理の過程で煮汁，ゆで汁などに移行するから，それを利用せず捨てると損耗になる。

図13　食品群別ビタミンB_1摂取比率

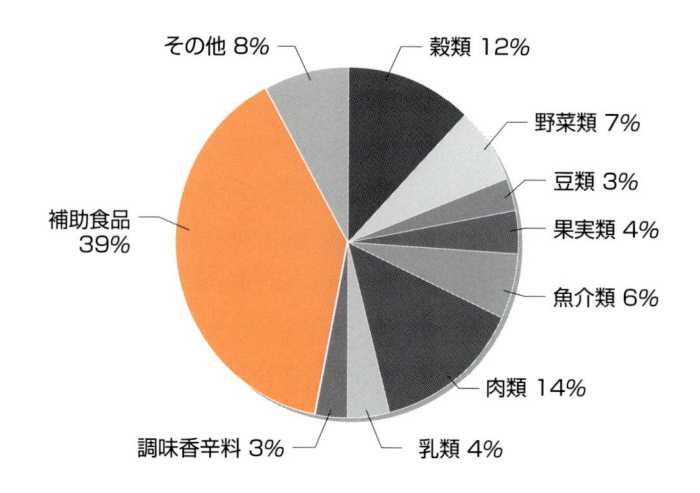

その他 8%
穀類 12%
野菜類 7%
豆類 3%
果実類 4%
魚介類 6%
肉類 14%
乳類 4%
調味香辛料 3%
補助食品 39%

平成15年国民健康・栄養調査

⑥栄養補助食品として摂取の意義

　前述のようにビタミンB_1欠乏症である脚気は明治から昭和初期にかけて国民病と呼ばれ多くの死者が出たが，近年では著しく患者発生数は減少している。しかし，図8に示すような成績が平成15年の国民健康・栄養調査の結果から出たことは，わが国では補助食品を利用しない者では，いまだにビタミンB_1の栄養状態は十分でない者が多数存在することを示しており，この意味でも栄養補助食品として摂取する意義がある。また，③に示した薬理作用により神経障害を有するヒトにも有効である。さらにエネルギー代謝にも関係することから，疲労回復などに対する効果も期待できる。

　わが国で開発された脂溶性ビタミンB_1誘導体は普通のビタミンB_1に比較して腸管吸収や組織への移行する量が多く，また，体内ではもとのビタミンB_1に速やかに復元する性質を有し，有効性が高いことが証明されている。このような誘導体を利用することも有益である。図14に

種々な誘導体の構造式，図15にビタミンB₁誘導体の有効性を示す試験結果を示す。

図14 さまざまなビタミンB₁誘導体

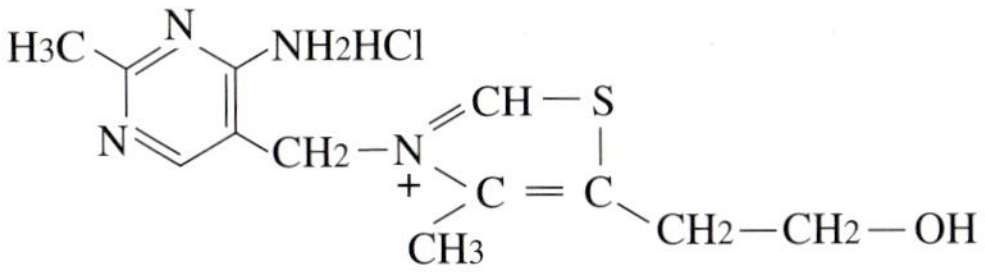

V.B₁

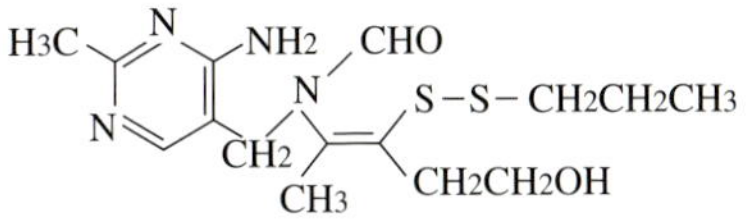

TPD
Thiamine propyl disulfide
(mol wt=392)

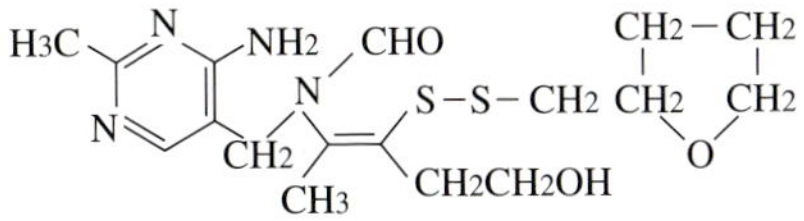

TTFD
Thiamine tetrahydrofurfuryl disulfide
(mol wt=398)

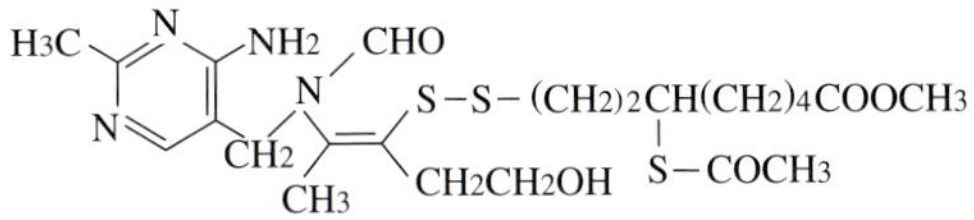

TATD
Thiamine -8-methyl-6-acctyl dihydrothioctate disulfide
(mol wt=545)

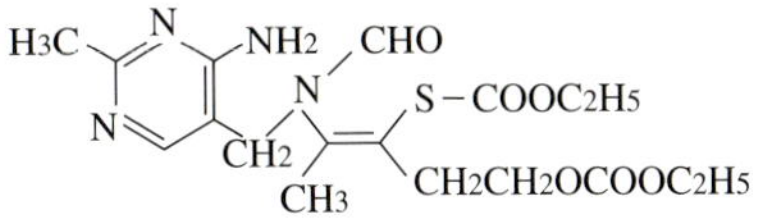

DCET
O,S-Dicarboethoxythiamine hydrochloride
(mol wt=481)

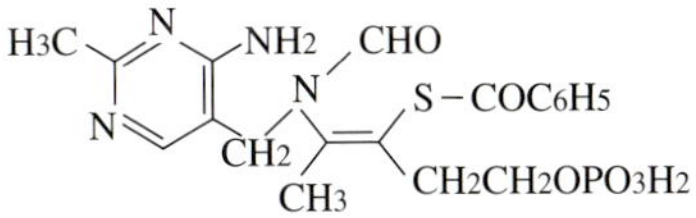

BTMP
S-Benzoylthiamine O-monophosphate
(mol wt=467)

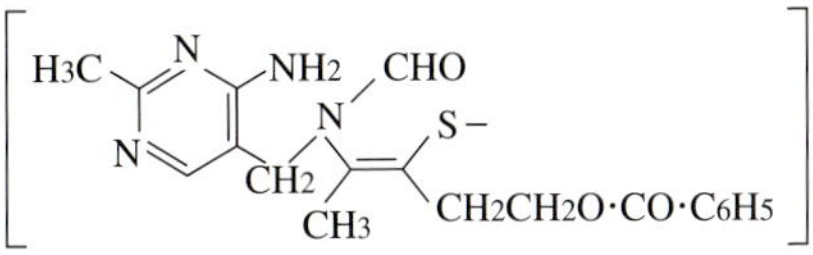

BTDS
O-Bcnzoylthiamine disulfide
(mol wt=771)

図15 TPDおよびビタミンB₁ 20mg経口投与時における血中ビタミンB₁濃度の変化（ヒト）

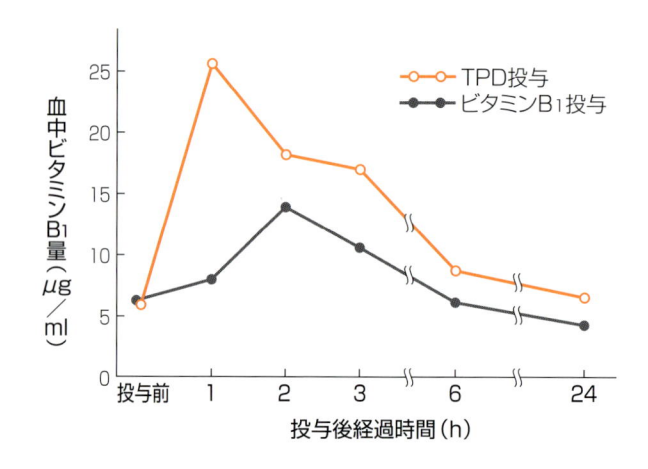

矢野正夫：ビタミン 15; 617, 1958

2 ビタミンB₂

　ビタミンB₂は黄色の結晶でリボフラビンという。これがビタミンB₂活性をもつためにはリン酸がついたフラビン・モノヌクレオチド（FMN）またはFMNにアデニル基がついたフラビンアデニン・ジヌクレオチド（FAD）になる必要がある。この2つの型をビタミンB₂活性型または補酵素型と呼ぶ。食品中にもリボフラビンは調理加工の段階や摂取すると胃酸の影響により蛋白質から離れる。次いで小腸内の酵素によりFMNとFADは加水分解されリボフラビンとなり吸収される。吸収されたリボフラビンは肝臓でFMNとなり、さらにFADに変換する。ヒトの体内ではFADが70〜90％、FMNが10〜25％、リボフラビンが0.5〜2％程度の割合で存在すると推定されている。

①ビタミンB₂欠乏症

　ビタミンB₂欠乏症は舌炎，口唇炎，口角炎，眼症状，脂漏異状など

が起こる。舌炎は舌の色が赤紫になり，腫れ上がり，舌の周囲の部分にひどい痛みや灼熱感をもつようになる。口角炎は口角が腫れ，ふやけ，かさぶたができる（図16）。口唇炎はくちびるが腫れて，赤くなる。慢性になると鼻の下の方まで病変がひろがる。眼の症状としては羞明，眼精疲労があり，角膜周辺の血管が充血する。ビタミンB_2欠乏が慢性的になり進行すると水晶体が混濁をきたし，白内障になる。脂漏異状というのは顔の中央部，鼻の周囲に脂肪性のぬかのようなものがたくさんできるものである。このほかに疲労感，咽頭痛などが起こる。戦後，青森県津軽地方にシビ・ガッチャキ病と呼ばれる病気が流行した。シビというのは津軽弁で，ひびのことで皮膚の症状が出たのであろう。倦怠感，頭痛，胃痛，かすみ眼，舌や口唇の痛み，痔，便秘などの症状の記載がある。このシビ・ガッチャキ病は血液中ビタミンB_2濃度が低く，ビタミンB_2を多く含む脱脂粉乳を1日に25g与えると，血液中ビタミンB_2濃度が上昇し，症状も軽快したので他の栄養素の欠乏もあったと考えられるが主要な病態はビタミンB_2欠乏であるとされている。わが国で集団的に欠乏が報告されているのはこの例だけであるが，1995（平成7）

図16 口角炎（ビタミンB_2欠乏）

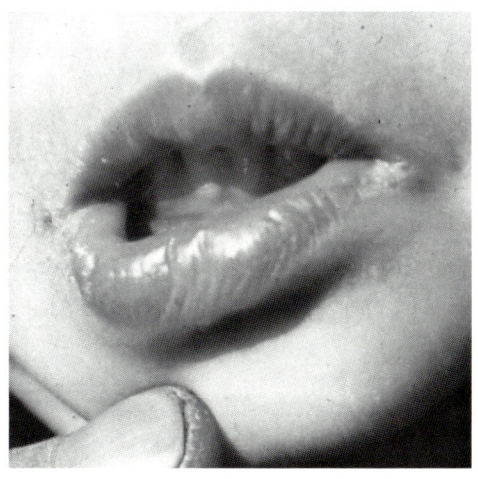

提供：Institute of Child Health, London, David Morley 博士

年に発生した阪神淡路大震災のときに、ストレスによる口唇炎、口内炎が多発しビタミンB_2を与えると治癒したということである。ストレスによりビタミンB_2が消費された可能性がある。

抗生物質やその他の薬剤投与後に口角炎、舌炎などが起こり、ビタミンB_2を与えると治癒する場合がある。薬剤がビタミンB_2のレセプターに働いて利用を阻害したり必要量を増加させる機構も考えられる。

②ビタミンB_2の生理作用

FADとFMNはフラビン酵素群と呼ばれる一群の酵素の補酵素となる。非常に多くの酵素がこれに含まれているが、主として生体内の酸化還元反応に関与しエネルギーを獲得する過程で主要な役割を演じている。

もうひとつの重要な作用はフラビン酵素の一つでFADを補酵素とするグルタチオン・レダクターゼという酵素の補酵素となる。この酵素はグルタチオン・ペルオキシダーゼと共同して過酸化脂質の分解を促進する作用がある。過酸化脂質の増加はいわゆる老化現象につながる。

③ビタミンB_2の必要量

ビタミンB_2（リボフラビン）を負荷し体内にビタミンB_2が飽和すると尿中にリボフラビンが大量に排泄されるようになる。食事摂取基準ではこの点（飽和量）を基準にして必要量を算定した。ビタミンB_2はエネルギー代謝に関係するビタミンであるから飽和量を摂取エネルギー1,000kcal当たりで表し0.50mg/1,000kcalを推定平均必要量、0.60mg/1,000kcalを推奨量として策定された。ビタミンB_2の上限量は策定されていない。

表16にビタミンB_2の食事摂取基準を示す。

④ビタミンB_2と食事

表17に食品中ビタミンB_2量を示す。牛や豚の肝臓、茶類の葉、卵、牛乳に多く含まれている。図17に食品群別摂取比率を示す。栄養補助食品から32％摂取しているが、これも5％程度の者が大量に摂取した

表16 ビタミンB_2の食事摂取基準（mg/日）

年齢（歳）	男性 推定平均必要量	男性 推奨量又は目安量	女性 推定平均必要量	女性 推奨量又は目安量
0～5（月）		0.3*		0.3*
6～11（月）		0.4*		0.4*
1～2	0.5	0.6	0.4	0.5
3～5	0.7	0.8	0.6	0.8
6～7	0.8	1.0	0.7	0.9
8～9	1.0	1.2	0.9	1.1
10～11	1.2	1.4	1.1	1.3
12～14	1.3	1.6	1.2	1.4
15～17	1.4	1.7	1.1	1.3
18～29	1.3	1.6	1.0	1.2
30～49	1.3	1.6	1.0	1.2
50～69	1.2	1.4	1.0	1.2
70以上	0.9	1.1	0.8	0.9
妊婦付加量 初期			0	0
中期			0.1	0.2
末期			0.3	0.3
授乳婦付加量			0.3	0.4

＊付きは目安量である．　　　　　　　日本人の食事摂取基準（2005年版）

表17 食品中ビタミンB_2量（mg/100g）

食品	量	食品	量
豚肝臓	3.60	大豆（乾）	0.30
焼き海苔	2.33	牛肉	0.21
抹茶	1.35	ほうれんそう	0.20
どじょう	1.09	牛乳	0.15
アーモンド	0.92	煎茶浸出液	0.05
納豆	0.56	食パン	0.04
うなぎ	0.48	精白米	0.02
鶏卵	0.43		

五訂増補食品成分表

結果である．通常の食品では動物性食品と植物性食品とほぼ50％ずつ摂取している．ビタミンB_2は光により分解するから，光にさらされた食品は量が減少していると考えられる．

図17　食品群別ビタミン B₂ 摂取比率

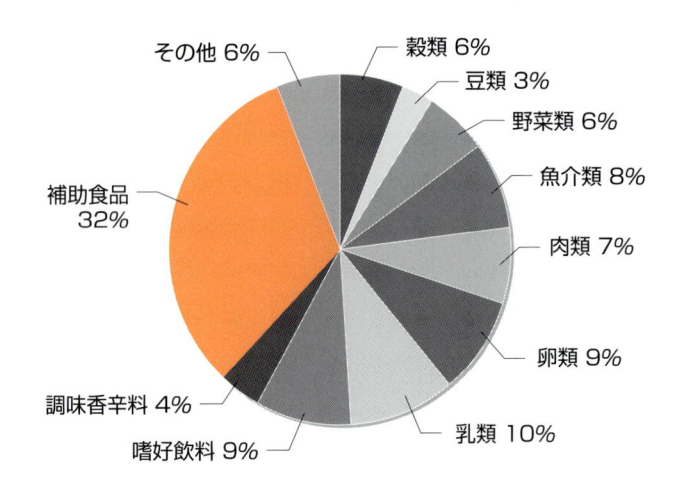

- その他 6%
- 穀類 6%
- 豆類 3%
- 野菜類 6%
- 魚介類 8%
- 肉類 7%
- 卵類 9%
- 乳類 10%
- 嗜好飲料 9%
- 調味香辛料 4%
- 補助食品 32%

平成15年国民健康・栄養調査

⑤ビタミン B₂ 摂取の意義

ビタミン B₁ よりは摂取不足のヒトの頻度は低いと考えられるが，図8に示したように成人の50％以上のヒトが必要量に達していないと推定されるから，これを補給する意味で栄養補助食品を利用する意義がある。また，生理作用の項で述べたように，過酸化脂質の産生を抑制する反応に関与している抗酸化ビタミンの一つであるから，その意味からも不足しないように留意すべきである。

3 ビタミン B₆

ビタミン B₆ はピリドキシンというが，酵素の補酵素となる活性型はピリドキサルリン酸という物質である。酵素蛋白質と結合しているピリドキサルリン酸は食品にも含まれているが，消化管内で蛋白質から遊離し吸収される。

①ビタミンB₆欠乏症

ビタミンB₆が欠乏すると食欲不振，吐き気，口唇炎，舌炎，皮膚炎，貧血などが起こると報告されている。1951年アメリカ合衆国で市販の缶入りミルクで育てられた多数の乳児にけいれんが起こるという事件が発生している。このけいれんはビタミンB₆を与えることにより治癒している。これはミルクを加熱消毒したため，ビタミンB₆が破壊されたためとされている。血漿中にピリドキサルリン酸濃度が低い女性で脳波に異常が発生したという報告[7]がある。

②ビタミンB₆の生理作用

ピリドキサルリン酸を補酵素とする酵素は多いが，大部分がアミノ酸から糖質，脂質への変換，糖質や脂質からアミノ酸への変換を触媒する作用を有している。肝臓機能の指標となるGOT，GPTもビタミンB₆酵素である。

ビタミンB₆酵素の一つであるグルタミン酸デカルボキシラーゼはγ-アミノ酪酸（gamma amino butyric acid: GABA）を作る作用を有している。GABAは神経細胞から他の神経細胞に興奮を伝える際に，その接点（シナプス）で分泌される抑制的な作用をもった神経伝達物質であるから，ビタミンB₆が欠乏してGABAが産生されなくなると，けいれん，脳波の異常などが発生する可能性がある（GABAについては157ページ参照）。

③ビタミンB₆の必要量

血漿中のピリドキサルリン酸濃度を正常に保つ摂取量を基準にして必要量が算出されている。表18にビタミンB₆の食事摂取基準を示す。

④ビタミンB₆と食事

表19に食品中ビタミンB₆量を示す。鶏肉やさんまなど魚介類，肉類，にんにく，ごま，銀杏など種実類，玄米，大豆，小麦にも多く含まれており，普通の食事をしていればビタミンB₆欠乏の心配はなさそう

表18 ビタミン B$_6$ の食事摂取基準（mg/日）

年齢（歳）	男性 推定平均必要量	男性 推奨量又は目安量	女性 推定平均必要量	女性 推奨量又は目安量
0〜5(月)		0.2*		0.2*
6〜11(月)		0.3*		0.3*
1〜2	0.4	0.5	0.4	0.5
3〜5	0.5	0.6	0.5	0.6
6〜7	0.7	0.8	0.6	0.7
8〜9	0.8	0.9	0.8	0.9
10〜11	1.0	1.2	1.0	1.2
12〜14	1.1	1.4	1.0	1.3
15〜17	1.2	1.5	1.0	1.2
18〜29	1.1	1.4	1.0	1.2
30〜49	1.1	1.4	1.0	1.2
50〜69	1.1	1.4	1.0	1.2
70以上	1.1	1.4	1.0	1.2
妊婦付加量			0.7	0.7
授乳婦付加量			0.3	0.3

＊付きは目安量である．

日本人の食事摂取基準（2005年版）

表19 食品中ビタミン B$_6$ 量（mg/100g）

にんにく	1.50	玄米	0.45
小麦胚芽	1.24	そら豆	0.41
牛肝臓	0.89	しし唐辛子	0.39
七面鳥	0.72	牛肉	0.32
ごま	0.60	鯛（たい）	0.31
焼き海苔	0.59	さつまいも	0.28
大豆（乾）	0.53	精白米	0.12
さんま	0.51		

五訂増補食品成分表

であるが，図8に示すように必要量を充足していないヒトの比率は低くはない．図18に食品群別ビタミン B$_6$ 摂取比率を示す．栄養補助食品からの摂取は38％である．通常の食品では種々の食品群から満遍なく摂取している．

図18　食品群別ビタミンB₆摂取比率

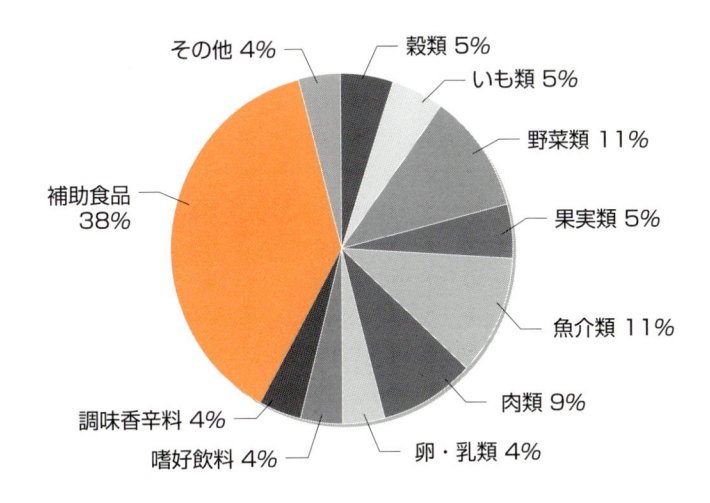

その他 4%
穀類 5%
いも類 5%
野菜類 11%
果実類 5%
魚介類 11%
肉類 9%
卵・乳類 4%
嗜好飲料 4%
調味香辛料 4%
補助食品 38%

平成15年国民健康・栄養調査

⑤ビタミンB₆摂取の意義

　成人で必要量に達していない者の比率は男性で約40％，女性で50％であるから，この意味からも栄養補助食品を摂る意義がある。それに加えて種々の条件でビタミンB₆の必要量が増加することが知られている。その一つに妊娠がある。妊娠時にエストロゲン，プロゲステロン，テストステロンなどのホルモンが増加するが，これらのホルモンの作用でビタミンB₆の需要が増加する。わが国の食事摂取基準では妊産婦は0.8mg/日の付加量を摂ることが推奨されているが，従来アメリカ合衆国では妊産婦の付加量を0.6mg/日としていた時代に，この量では不足で妊娠期間中に徐々に血中濃度が低下することが指摘されていた。最近ではアメリカでは妊産婦の付加量は1.9mg/日とされていることを考えると妊産婦はもっとビタミンB₆を摂ることを考えてもよいであろう。そうすることによって，悪阻（つわり）や妊娠中毒症なども軽くなる可能性がある。経口避妊薬（ピル）にもエストロゲンが含まれているので，ピル

常用者はビタミンB_6欠乏になる可能性がある。

抗生物質の投与，発熱，甲状腺機能障害，放射線照射，慢性アルコール中毒などもビタミンB_6の需要を高める条件となる。

4 パントテン酸

パントテン酸は補酵素A（coenzyme A: CoA）の部分として構造の中に含まれている。CoAは生体内で大部分が酵素蛋白質と結合して存在している。食品中に含まれる蛋白質と結合したCoAは調理，加工，胃酸との反応により蛋白質から遊離する。遊離したCoAは腸管内の酵素により分解され，パントテン酸となった後，吸収される。パントテン酸は体内で作ることができないので，食品から摂る必要があり，体内でCoAに合成される。しかし，ヒトで食事中のパントテン酸が不足して欠乏症が発生したという報告はない。

①パントテン酸の作用

パントテン酸の作用の大部分はCoAの作用であると考えてよい。アセチル基がCoAと結合したアセチルCoAは脂質，糖質，蛋白質が分解してエネルギーを得る過程であるTCA回路（クレーブス回路）の出発点の物質となる。したがって，パントテン酸はエネルギーを必要とする場合に補給する必要があるビタミンで，疲労予防にも役立つと思われる。

②パントテン酸の必要量と摂取量

パントテン酸は推定平均摂取量を算定できるデータがないため，目安量しかきめられていない。参考までに目安量を基準にしてパントテン酸摂取状況を推測すると，成人男子は59％，成人女子は54％と約半数が目安量に達していないことになる。

③パントテン酸と食事

表20に食品中パントテン酸含有量を示す。パントテン酸はどこにで

もある酸という意味であるから種々の食品に含まれており,図19に示した食品群別摂取比率をみても満遍なく種々の食品群から摂取している。

表20 食品中パントテン酸量 (mg/100g)

牛肝臓	6.40	焼き海苔	1.18
落花生	2.56	豚肉	1.16
松茸	1.91	さつまいも	0.96
アボガド	1.65	精白米	0.66
大豆	1.52	とうもろこし	0.57
鶏卵	1.45	牛乳	0.55
玄米	1.36	食パン	0.47
鮭（さけ）	1.27		

五訂食品成分表

図19 食品群別パントテン酸摂取比率

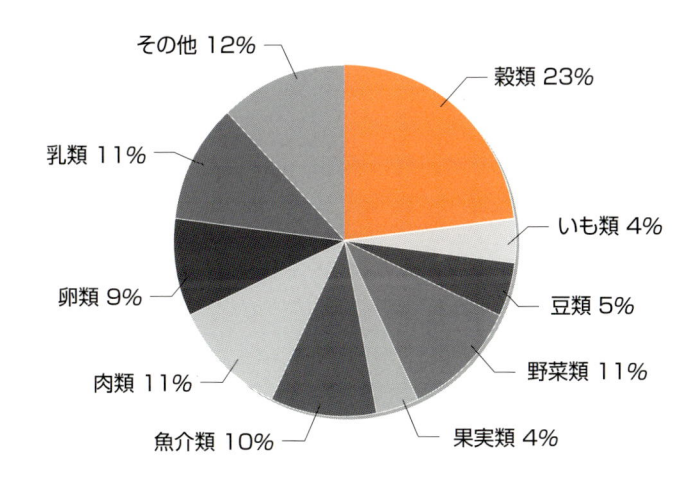

- その他 12%
- 乳類 11%
- 卵類 9%
- 肉類 11%
- 魚介類 10%
- 果実類 4%
- 野菜類 11%
- 豆類 5%
- いも類 4%
- 穀類 23%

平成15年国民健康・栄養調査

B-1章 ビタミン 49

④パントテン酸摂取の意義

　パントテン酸は欠乏症も発生していないし，食品中にも豊富に含まれているが，国民栄養調査結果から見るとその割には十分に摂取していないヒトが多いように思われる。

　パントテン酸は抗ストレスビタミンと呼ばれている。ストレスがかかると副腎皮質ホルモンが出て，細胞にさまざまな影響を及ぼすが，パントテン酸はこのホルモンの分泌を調節する作用がある。ストレスがあるとパントテン酸が使用され損耗することが考えられる。疲労のある人，負荷的な仕事をする人などはパントテン酸の補給が必要になる。

5 葉　酸

　葉酸はプテロイルモノグルタミン酸のことであるが，少しずつ構造が変化した同属体が多く存在し，それらも酵素の補酵素となり同様な機能を有している。食品成分表や必要量はこれら同属体をプテロイルモノグルタミン酸に換算して表している。

①葉酸欠乏症

　葉酸は次にのべるように核酸を生成する反応に関与しているから，不足すると成熟中の細胞がまず障害を受けることになる。まず，血液を作っている造血臓器が侵され，貧血になる。骨髄に巨大な赤芽球（後に赤血球になる細胞）が出現し，数は減少する。末梢血液中でも赤血球が巨大化し大球性貧血という貧血になる。症状としては食欲不振，舌炎，口内炎，下痢などを起こす。

　妊婦が葉酸欠乏状態であると胎児に神経管閉鎖不全が起こり無脳症や二分脊髄など奇形が発生することが解明された。アメリカでは出産1,000件につき1件程度の割合で神経管閉鎖不全が発生している。日本でも同程度の頻度であると考えられる。

②葉酸の生理作用

　葉酸は核酸であるDNA，RNAの成分となるプリン，ピリミジンの合成に関与するから，細胞分裂，繁殖に重要な役割を有している。また，アミノ酸代謝に関係し，葉酸が不足するとアミノ酸代謝過程での中間代謝物質が体内に蓄積する。さらに，近年，ホモシステインというアミノ酸（天然の含硫アミノ酸であるが身体の蛋白質には含まれていない，図20）が血液中に増加すると動脈硬化，心筋梗塞など血管が閉塞することによる循環器疾患が増加することが明らかになってきた。このきっかけとなったのが新生児の先天的代謝異常疾患の一つでシスタチオニン合成酵素の欠損によるホモシスチン尿症の患者が重篤な循環器疾患を併発し，血液中のホモシステイン濃度が高かったことから，血液中ホモシステイン濃度と循環器疾患との関係について多くの疫学的研究が行われ，誘因になることが明確になったのである。なぜホモシステインが血管の閉塞性疾患を起こすのか，その機構はまだ明らかになっていない。次のような仮説が提起されている。1）LDL-コレステロールの血管壁への沈着を促進する作用がある。2）血管平滑筋細胞の増殖を促進する。3）血管コラーゲン繊維を過剰に合成する。4）酸素ラジカルを過剰産生する。そして，上昇した血液中ホモシステイン濃度を減少させる因子として，葉酸，ビタミンB_{12}，B_6が挙げられた。その中で葉酸がもっとも関係が深いことが解明され，葉酸が循環器疾患を予防する重要な因子であるとの認識が高まってきた[8]。シスタチオニンβシンターゼなどホモシステインを分解するいくつかの酵素活性を葉酸やビタミンB_{12}，B_6が促進するものと考えられている。

図20　ホモシステインの構造式

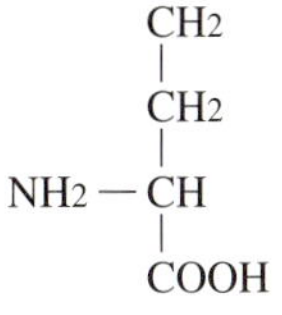

$$\begin{array}{c} SH \\ | \\ CH_2 \\ | \\ CH_2 \\ | \\ NH_2-CH \\ | \\ COOH \end{array}$$

③葉酸の必要量と摂取量

食事摂取基準では血清葉酸濃度：7nmol/l（3μg/l）以上，血清ホモシステイン濃度：14μmol/l（1.9mg/l）以下に保つと動脈硬化症の発症が抑えられるという文献[9]を参考に推定平均必要量が決められた。葉酸の食事摂取基準を表21に示す。この基準では妊婦の付加量は200μg/日となっているが，妊娠を計画している女性，または妊娠の可能性がある女性は，神経管閉鎖障害のリスク低減のために400μg/日の摂取が望まれるという注意書きが加えられている。

④葉酸と食事

食品中葉酸含有量を表22に示す。野菜類，豆類，肝臓などに多く含まれている。図21に食品群別葉酸摂取比率を示す。ほうれんそうから発見されたビタミンであるから，野菜類からの摂取がもっとも多い。

表21　葉酸の食事摂取基準（μg/日）

年齢（歳）	男性 推定平均必要量	男性 推奨量又は目安量	女性 推定平均必要量	女性 推奨量又は目安量
0〜5(月)		40*		40*
6〜11(月)		60*		60*
1〜2	80	90	80	90
3〜5	90	110	90	110
6〜7	110	140	110	140
8〜9	140	160	140	160
10〜11	160	200	160	200
12〜14	200	240	200	240
15〜17	200	240	200	240
18〜29	200	240	200	240
30〜49	200	240	200	240
50〜69	200	240	200	240
70以上	200	240	200	240
妊婦付加量			170	200
授乳婦付加量			80	100

＊付きは目安量である．

日本人の食事摂取基準（2005年版）

表22 食品中葉酸量（μg/100g）

焼き海苔	1900	玉露浸出液	150
鶏肝臓	1300	キャベツ	78
抹茶	1200	落花生	73
牛肝臓	1000	鶏卵	43
枝豆	320	精白米	12
ほうれんそう	210	さば	12
アスパラガス	190	牛肉	6
昆布（干）	190		

五訂増補食品成分表

図21 食品群別葉酸摂取比率

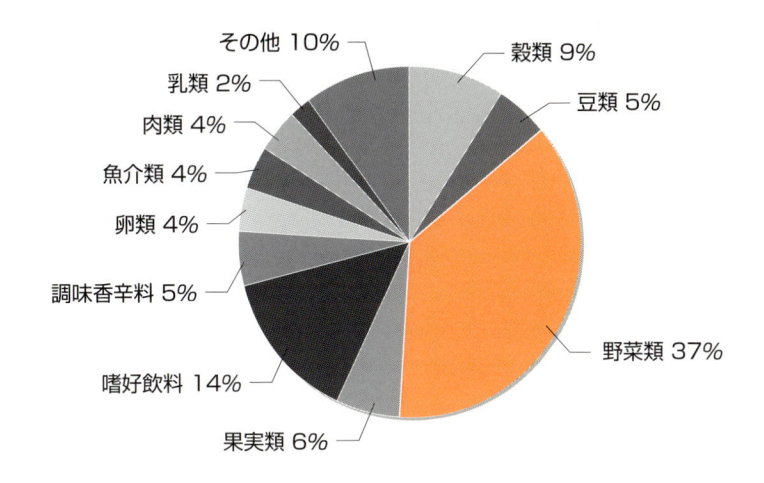

その他 10%
乳類 2%
肉類 4%
魚介類 4%
卵類 4%
調味香辛料 5%
嗜好飲料 14%
果実類 6%
野菜類 37%
豆類 5%
穀類 9%

平成15年国民健康・栄養調査

⑤葉酸摂取の意義

　葉酸の必要量に達していない者の比率は高くないが，葉酸が欠乏すると重篤な疾患につながることから注目されている。循環器疾患予防のために血清ホモシステイン濃度を基準値以下に保つことができる葉酸摂取量を保つ必要がある。また前述の奇形児の出産予防のためにも十分な葉酸摂取量（400μg/日以上：食事摂取基準）を維持する必要がある。神

経管が閉鎖する時期は妊娠のごく初期で，ほとんどの妊婦は妊娠に気づいていないから，妊娠適齢期の女性は葉酸摂取に心がけるべきである。

6 ビタミンB₁₂

ビタミンB₁₂は赤い結晶として単離され，シアンとコバルトを含んでいたので，シアノコバラミンと名づけられた。しかし，この型は活性型ではなく，メチルコバラミンとアデノシルコバラミンの補酵素型になって酵素と結合する。食品中でも蛋白質と結合して存在しているが，胃内で蛋白質から離れ，胃の粘膜から分泌される内因子と呼ばれる糖蛋白質と結合して吸収される。

①ビタミンB₁₂欠乏症

1849年，鉄の治療でも治癒しない貧血があることから，悪性貧血と名づけられた病気がビタミンB₁₂欠乏症である。血液を作る組織である骨髄内に巨大化した赤芽球が見られる（葉酸欠乏症と類似している）。血液中でも赤血球，白血球，血小板などが巨大化し，数は減少する。

症状は貧血のために全身倦怠，脱力感を訴え，顔色は蒼白になる。舌炎も起こる。胃液の分泌が低下し，胃の粘膜が萎縮する。下痢，食欲不振などの症状も出てくる。神経症状は知覚異常，振動覚の消失なども起こる。

欠乏症が発生する原因としては，まず，食事からのビタミンB₁₂摂取量が少ないことである。ビタミンB₁₂は動物性食品に含まれており，植物性食品にはほとんど含まれていないので，植物性食品だけしか食べない菜食主義者はビタミンB₁₂の摂取量が低くなる。

次に腸管から吸収されないために欠乏症が発生することがある。前述のようにビタミンB₁₂は内因子と結合しないと腸管から吸収されない。食事からビタミンB₁₂を摂っても，内因子が分泌されないと悪性貧血になる。外科手術により胃切除した場合，胃粘膜の障害や萎縮，先天的に内因子が欠如している場合などがある。

②ビタミンB₁₂の作用

ビタミンB₁₂を補酵素とする酵素がいくつか見つかっているが，この酵素の作用から悪性貧血の発生機序を説明することはできない。

③ビタミンB₁₂の必要量と摂取量

食事摂取基準では外国で行われたいくつかの研究[10, 11]で悪性貧血患者をビタミンB₁₂で治療して，血液性状や血清ビタミンB₁₂濃度が適正に保てる量を参考にして推定平均必要量が決められている。

表23にビタミンB₁₂の食事摂取基準を示す。また，ビタミンB₁₂の必要量に達していない者の比率は高くない（☞図8参照）。

④ビタミンB₁₂と食事

表24に食品中のビタミンB₁₂量を示す。魚，卵，肉など動物性食品がほとんどである。図22に食品群別ビタミンB₁₂摂取比率を示す。魚介類

表23　ビタミンB₁₂の食事摂取基準（μg/日）

年齢（歳）	男性 推定平均必要量	男性 推奨量又は目安量	女性 推定平均必要量	女性 推奨量又は目安量
0～5(月)		0.2*		0.2*
6～11(月)		0.5*		0.5*
1～2	0.8	0.9	0.8	0.9
3～5	0.9	1.1	0.9	1.1
6～7	1.2	1.4	1.2	1.4
8～9	1.4	1.6	1.4	1.6
10～11	1.6	2.0	1.6	2.0
12～14	2.0	2.4	2.0	2.4
15～17	2.0	2.4	2.0	2.4
18～29	2.0	2.4	2.0	2.4
30～49	2.0	2.4	2.0	2.4
50～69	2.0	2.4	2.0	2.4
70以上	2.0	2.4	2.0	2.4
妊婦付加量			0.3	0.4
授乳婦付加量			0.3	0.4

＊付きは目安量である．　　　　　　日本人の食事摂取基準（2005年版）

が72％を占め，94％が動物性食品である。一般に動物性食品は値段の高いものが多く，高価な食事はビタミンB_{12}量が豊富で，安価な食事はビタミンB_{12}量が低いようである。所得の少ない者はビタミンB_{12}摂取量が低くなる傾向が考えられる。

表24　食品中ビタミンB_{12}量（μg/100g）

めふん*	327.6	さば	10.6
しじみ	62.4	かつお	8.4
焼き海苔	57.6	いか	2.3
筋子（すじこ）	53.9	牛肉	1.5
牛肝臓	52.8	鶏卵	0.9
鶏肝臓	44.4	わかめ	0.3
牡蠣（かき）	28.1	牛乳	0.3
にしん	17.4		

＊さけの腎臓の塩辛　　　　　　　　　　　　　　五訂増補食品成分表

図22　ビタミンB_{12}摂取比率

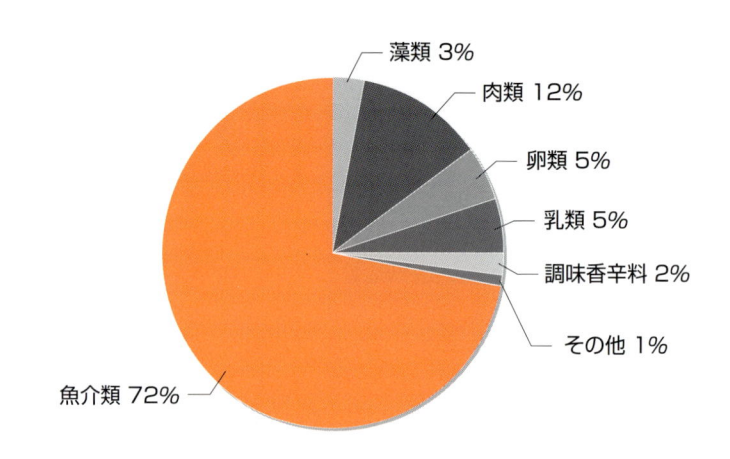

藻類 3%
肉類 12%
卵類 5%
乳類 5%
調味香辛料 2%
その他 1%
魚介類 72%

平成15年国民健康・栄養調査

⑤ビタミンB_{12}摂取の意義

　国民健康・栄養調査の結果ではビタミンB_{12}が不足している人の頻度は低いと思われるが，ビタミンB_{12}には欠乏症である悪性貧血を予防する作用の他に，以下のような薬理作用があるので，栄養補助食品として摂取する意義がある。

　悪性貧血患者は中枢神経系に障害を起すことが知られているが，認知症患者では脳内のビタミンB_{12}濃度が低下しているという成績がある[12]。そして，ビタミンB_{12}の大量投与が糖尿病性ニューロパチーなどの神経疾患の症状改善や三叉神経痛の鎮痛に有効であるという報告がある。これはビタミンB_{12}が神経が障害されたときの脂肪酸代謝の異常を改善するためであるという説があるが，詳細は不明である。

　ヒトは24時間のサーカディアンリズムをもつが，このリズムが24時間より1～2時間長くなる非24時間睡眠覚醒症候群という病気がある。このような患者に1日に3～5mgという大量のビタミンB_{12}（必要量の1,000～2,000倍）を与えると睡眠覚醒リズムが正常になったという報告がある[13]。これと関連して海外旅行時の時差ぼけにビタミンB_{12}の大量投与が有効であるといわれている。しかし，機構はまだわかっていない。

7 ビタミンC

　B群ビタミンが主として酵素など蛋白質と結合して細胞内に存在しているのと異なり，ビタミンCは遊離の型で細胞内に存在している。ビタミンCの科学名はアスコルビン酸であるが，容易に酸化されデヒドロアスコルビン酸になる。しかし，このデヒドロアスコルビン酸も還元酵素により還元されアスコルビン酸に変換され，ビタミンC効力を有する。

①ビタミンC欠乏症

　ビタミンC欠乏症である壊血病の歴史は古く，紀元前450年ヒポクラテスが壊血病の症状のことを記載している。ヨーロッパ諸国を中心に世

界で大流行した病気であるが，日本で壊血病が流行したという報告はあまりない。日本では古来から植物性食形態が定着しており，ビタミンCは比較的多く摂っていたのではないかと考えられる。

　壊血病の症状は疲労感のほか，関節痛があり，毛細血管が弱くなるため身体の各部から出血する。とくに歯ぐきは感受性の高い組織で，腫れて，出血し，しばしば潰瘍や壊死を起こす。皮膚では点状に出血したり，広範囲な出血斑が見られたりする。外力を受けた部分に内出血を起こす。ひどくなると消化管や尿路からも出血し，血便，血尿を見ることもある。

②ビタミンCの作用

　ビタミンCは水素原子を授受することにより，生体内の種々な酸化還元反応に関与しているから多彩な作用がある。

● **コラーゲン生成作用**：コラーゲンは皮膚，腱，軟骨，結合組織の主成分になっている蛋白質で，その生成の過程でビタミンCが必要である。壊血病はコラーゲンの生成不全による毛細血管の弱体化による。

● **抗貧血作用**：ビタミンCは三価の鉄を二価の鉄に還元させ，鉄の腸管からの吸収を促進する。鉄はアルカリ性となっている十二指腸から主として吸収されるから，アルカリ性で溶けやすい二価の鉄の方が三価の鉄より吸収されやすいのである。ビタミンCはヘモグロビン生合成や葉酸の活性化にも必要で，種々な過程で貧血を防ぐ働きがある。

● **中毒防止作用**：毒物が体内に入るとこれを分解排除するため薬物代謝酵素という一群の酵素群が作られるが，この時にビタミンCが必要である。

● **メラニン色素沈着抑制作用**：日光にさらされると皮膚の色が黒くなるが，これはメラニンという色素が沈着するためである。メラニンはチロシンというアミノ酸から図23に示す経路で作られるが，ビタミンCはその途中のドーパキノンをドーパに還元し，それ以後の進行を阻害し，メラニンの生成を抑制する。一方，紫外線に照射されると皮膚の中のビタミンCが減少するという報告もある。

図23 チロシンよりメラニンの生成経路

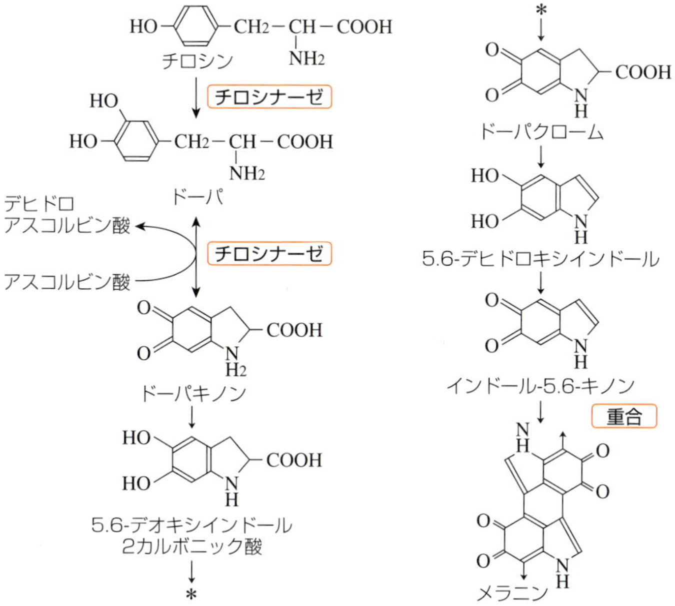

③ビタミンCの必要量と摂取量

　食事摂取基準ではビタミンCが体内で飽和され，そのままの型で尿中に排泄される量[14, 15]と後述する生活習慣病の予防ができる量[16]を基準にして推定平均必要量を算出している。表25にビタミンCの食事摂取基準を示す。

　摂取量に関しては図8に示したように成人でビタミンCの推定平均必要量に達していない者の比率は高く，この意味からもサプリメントとしての意義がある。

④ビタミンCと食事

　表26に食品中ビタミンC含有量を示す。野菜類，果物類に多く含まれており，穀物類，動物性食品にはほとんど含まれていない。図24に食品群別摂取量を示す。栄養補助食品からの摂取量はB群ビタミンより

低く15％である。果物と野菜で60％になる。動物性食品の中では肉類が多いが，これはハム，ソーセージなどに添加されたビタミンCによるもので，元来動物性食品にはほとんど入っていないと考えてよい。国民健康・栄養調査によるとビタミンC摂取量は50歳以上と以下の年齢層で明確な違いを示す。これは野菜類と果物類の摂取量が年齢が高い層に比較して若年層がはるかに少ないことによる。

表25　ビタミンCの食事摂取基準（mg/日）

年齢（歳）	男性 推定平均必要量	男性 推奨量又は目安量	女性 推定平均必要量	女性 推奨量又は目安量
0〜5(月)		40*		40*
6〜11(月)		40*		40*
1〜2	35	40	35	40
3〜5	40	45	40	45
6〜7	50	60	50	60
8〜9	55	70	55	70
10〜11	70	80	70	80
12〜14	85	100	85	100
15〜17	85	100	85	100
18〜29	85	100	85	100
30〜49	85	100	85	100
50〜69	85	100	85	100
70以上	85	100	85	100
妊婦付加量			10	10
授乳婦付加量			40	50

＊付きは目安量である．　　　　　　　　　　日本人の食事摂取基準（2005年版）

表26　食品中ビタミンC量（mg/100g）

アセロラ	1700	キャベツ	41
煎茶（葉）	260	たらこ	33
グアバ	220	牛肝臓	30
焼き海苔	210	わかめ	15
ブロッコリー	120	イクラ	6
唐辛子	120	煎茶浸出液	6
パセリ	120	帆立貝	3
レモン	100		

五訂増補食品成分表

図24 食品群別ビタミンC摂取比率

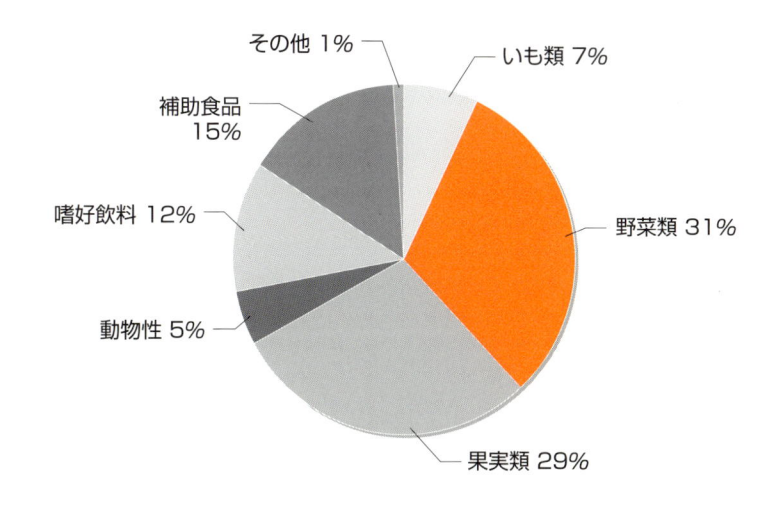

その他 1%
いも類 7%
補助食品 15%
嗜好飲料 12%
動物性 5%
野菜類 31%
果実類 29%

平成15年国民健康・栄養調査

⑤ビタミンC摂取の意義

　ビタミンCはビタミンB_1とともに日本人で必要量に達していないヒトの比率がもっとも高いビタミンであると考えられるから、必要量を満たすために栄養補助食品として摂取する意義は高い。

　この他に多くの疫学調査でビタミンCを多く含む果物、野菜をよく摂るヒトでは血液中コレステロール濃度が低く、高血圧の頻度が低く、脳卒中や虚血性心疾患の死亡率が低いことが突き止められている[16, 17]。これはビタミンCが3-ヒドロキシ-3メチルグリタリルCoA還元酵素を阻害し、LDLコレステロールの生成を抑え、LDLコレステロールの胆汁酸への変換を促進するという機能によって、悪玉といわれているLDLコレステロールを減少させ、善玉といわれるHDLコレステロールを増加させることに関連すると考えられる。この他にもビタミンCの抗酸化作用やラジカル捕捉作用などとも関連していると思われる。最近はビタミンCの抗動脈硬化作用には血管弛緩因子である一酸化窒素（NO）が

関与していると考えられている。NOは不安定でスーパーオキシドアニオンなどと反応し不活性化されるが，ビタミンCがそのラジカル消去作用によりNOの低下を抑制し，血管弛緩を増強させるとしている[18]。また，血管障害に由来する生活習慣病を防ぐためには，血管壁のコラーゲンの生成・維持に必須なビタミンCを十分に摂ることは有効であろう。ビタミンCは必要量を満たすという事と上記の薬理効果を期待するということの両方の目的で栄養補助食品として利用できる。

1972年ノーベル賞受賞学者ポーリングは毎日10gという大量のビタミンC（所要量の100倍）をがんの末期患者に投与すると，がん患者の生存期間が著しく延長し，がんも縮小するという論文を発表し論議の的となった。そこで，Mayo Clinicのグループは化学療法を受けたことのない直腸がん患者を対象に二重盲検法で追試した結果，ビタミンC投与群，対照群の間に差は認められず，がんの縮小は1例も見られなかったと報告している[19]。ポーリングらはさらに風邪症候群やインフルエンザ感染症に対してもビタミンCの大量投与が有効であるとしていた[20]。しかしアメリカ合衆国医学会（American Medical Association）は「ビタミンCはかぜやインフルエンザに対して予防効果も治療効果もない」という声明を発表している。世界の医学界の大勢はポーリング学説に対して否定的である。

8 ビタミンA

ビタミンAは単一の物質ではなく，ビタミンA作用を有する数種類の類縁物質の総称である。科学名ではall-trans-レチノール，all-trans-レチナール，all-trans-レチノイン酸，9-cis-レチノイン酸がある。これらはそれぞれ効力が違うのでレチノール当量（RE）として効力を示す慣例になっている。この他に主として植物性食品にカロテノイドという黄色あるいは赤色を示す色素群があり，それらは体内でビタミンA作用を示すものがあるのでプロビタミンAと呼ばれている。これらはβ-カロテン，α-カロテン，クリプトキサンチンなどである。1分子のβ-カロテンは2

分子のビタミンAを生成するから，他のプロビタミンAの活性はβ-カロテンの約半分である。食品からのβ-カロテンの腸管吸収率は油に溶かした純品のβ-カロテンの1/6と推定され，体内でβ-カロテンからビタミンA（レチノール）への変換率は50％程度である。したがってβ-カロテンのビタミンA効力はビタミンAの1/12となり，その他のプロビタミンAの効率は1/24と推定される。

　なお，昔はビタミンは国際単位（I.U.）という単位で表されていたことがある。これは動物にビタミンAを食べさせて効力を判定するバイオアッセイ法の名残りであるが，ビタミンAとDについてはかなり最近までI.U.で示されていた。1I.U.のビタミンAは$0.3\mu g$のall-trans-レチノールに相当する。

①ビタミンA欠乏症

　ビタミンA欠乏により最初に見られる症状は暗順応の低下である。これは暗さに対する眼の調節機能が侵されるために発生するもので，網膜色素形成不全症といわれる。

　また，ビタミンAが欠乏すると粘膜や皮膚が乾燥し角化してくる。よく見られる症状は角膜乾燥症（図25）である。初期は涙の分泌低下，まぶしさを感じやすくなるなどの症状があり，ビトー斑という白色の泡状の物質が角膜表面の外側に出現する。これは角膜上皮細胞が弱くなり，破片が集まってできるものである。さらに病気が進行すると角膜が白濁し，透明度が失われてくる。さらにひどくなると角膜に潰瘍ができ，穴が開き，眼房水（眼球内に含まれている水分で眼内組織の栄養補給の役割を有する）などが流出して失明する。

　ビタミンAが欠乏すると，その他の粘膜や皮膚も乾燥し，皮膚炎も起こってくる。また，ビタミンA欠乏患者は下痢したり，風邪を引きやすくなったりする。これは呼吸器や消化器の粘膜が障害されるためと考えられる。上皮細胞が魚の鱗のように角化する鱗状化生という変化も起こる。前がん状態と考えられている。

図25　角膜乾燥症

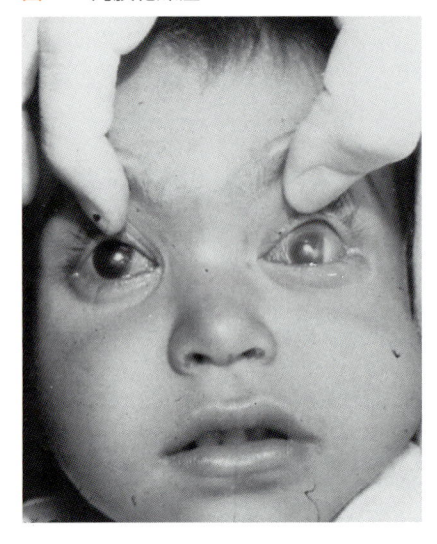

提供：Institute of Child Health, London, David Morley 博士

②ビタミンAの作用

　ビタミンAには網膜色素形成不全症を予防する視覚維持作用がある。ビタミンAの誘導体である11-cis-レチナールが蛋白質のオプシンと結合して網膜中に存在するロドプシンと呼ばれる視物質を作る。このロドプシンに光が当たると11-cis-レチナールはall-trans-レチナールに変換する。この状態では視物質が存在しないので，視覚が失われる。しかし，暗所に放置しているとall-trans-レチナールは11-cis-レチナールになり，オプシンと結合し，ロドプシンが再生される。この過程が暗順応である。明るい所から暗い所に入るとしばらく物が見えないが，眼がなれてくると見えるようになる。この過程をシェーマとして簡単に示したのが図26である。ビタミンAが欠乏するとロドプシンが生成できないので，暗いところでは視覚が失われる網膜色素形成不全症になる。

　ビタミンAには粘膜や皮膚など表皮細胞を正常に保つ作用があり，これにより皮膚障害や角膜乾燥症の発生を予防している。

図26 視物質（ロドプシン）の生成と分解（シェーマ）

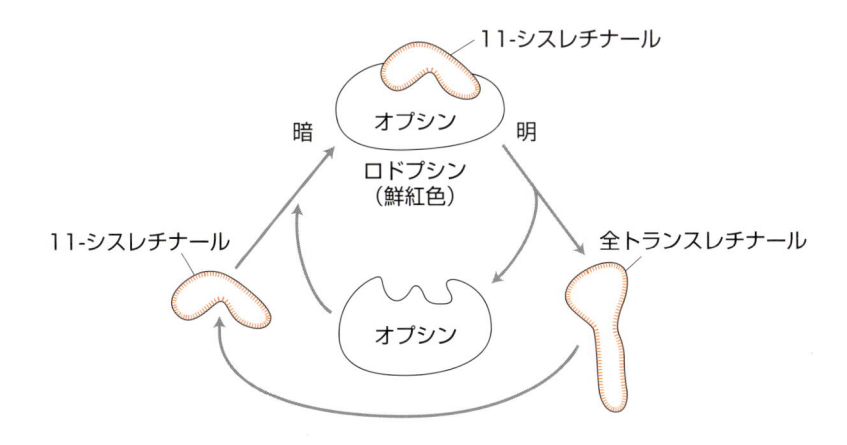

③ビタミンAの必要量と中毒量

　ビタミンA欠乏症が発生しない最低の肝臓中ビタミンA含有量が算出されており，この肝臓中ビタミンA濃度を保つビタミンA摂取量も推定されている[21]。その量を推定平均必要量として食事摂取基準が策定された。カロテノイドについては冒頭に述べたように，以下の数値で換算されている。
$1\mu gRE$（レチノール）$= 12\mu g$　β-カロテン$= 24\mu g$　α-カロテン$= 24\mu g$　クリプトキサンチン

　脂溶性ビタミンであるビタミンAは過剰に摂取すると過剰症が発生する。実際にイシナギという深海魚の肝臓1gに15mgのビタミンAが含まれているので，わが国ではこの肝臓を食べた人に時々ビタミンA中毒が発生している。この時の症状は頭痛，悪心，嘔吐などの脳圧が上昇した時の症状を呈し，顔面紅潮，皮膚の剥脱などが起こる。成人の上限量は肝臓障害のデータを基準にして決められている。表27にビタミンAの食事摂取基準を示す。

表27 ビタミンAの食事摂取基準（μgRE/日）

年齢（歳）	男性 推定平均必要量	男性 推奨量目安量*	男性 上限量	女性 推定平均必要量	女性 推奨量目安量*	女性 上限量
0～5(月)		250*	600		250*	600
6～11(月)		350*	600		350*	600
1～2	200	250	600	150	250	600
3～5	200	300	750	200	300	750
6～7	300	400	1000	250	350	1000
8～9	350	450	1250	300	400	1250
10～11	400	550	1550	350	500	1550
12～14	500	700	2220	400	550	2220
15～17	500	700	2550	400	600	2550
18～29	550	750	3000	400	600	3000
30～49	550	750	3000	450	600	3000
50～69	500	700	3000	450	600	3000
70以上	450	650	3000	400	550	3000
妊婦付加量					70	
授乳婦付加量					420	

推定平均必要量，推奨量，目安量はカロテノイドを含む．上限量はカロテノイドを含まない．
＊付きは目安量である．

④ビタミンAと食事

表28に食品中のビタミンA量を示す．レチノールとして摂るものと，カロテンから摂るものがある．食品群別摂取量は図27に示すが，ほうれんそう，にんじんなどの黄緑色野菜がもっとも大きな補給源となっている．すなわちカロテノイドとして摂るものが多いことを示している．肉類，卵類，乳類などの動物性食品もよい摂取源となっている．

⑤ビタミンA摂取の意義

脂溶性ビタミンでは唯一，推定平均必要量が算定されているが，男性で39％，女性で30％が必要量に達していない（図8）．これは頻度としては高くはないが，ビタミンAには以下に示すような悪性腫瘍に関する薬理作用が期待できる．

1926年，日本人の藤巻[22]によるビタミンA欠乏ラットにがんが発生

表28 食品中ビタミンA量（μg/100g）

	レチノール （レチノール当量）	カロテン （β-カロテン当量）	A当量 （レチノール当量）
豚肝臓	13000		13000
やつめうなぎ	8200		8200
焼き海苔		27000	2900
うなぎ	2400		2400
マーガリン	1800	290	1800
しそ		11000	1800
にんじん		8900	1500
パセリ		7400	1200
牛肝臓	1100	40	1100
チーズ	240	250	260
鶏卵	140	17	150
いわし	130		130
みかん		1000	84
粒うに		1000	83

五訂増補日本食品成分表

図27 食品群別ビタミンA摂取比率

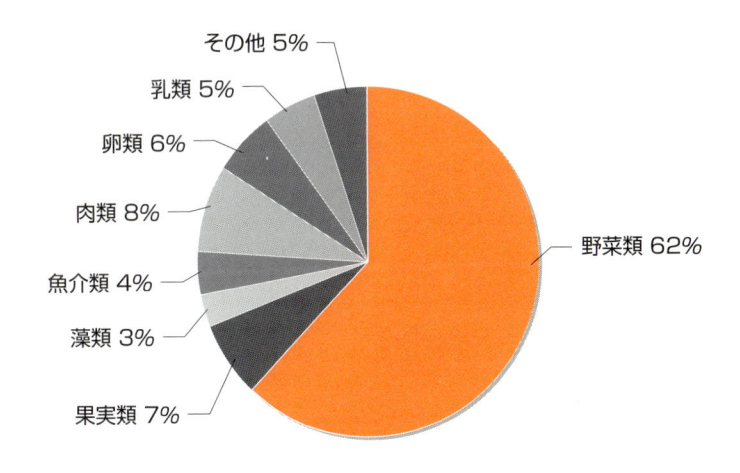

- その他 5%
- 乳類 5%
- 卵類 6%
- 肉類 8%
- 魚介類 4%
- 藻類 3%
- 果実類 7%
- 野菜類 62%

平成15年国民健康・栄養調査

したという論文が嚆矢である。その後，ビタミンA欠乏により呼吸器，消化器，泌尿器などの上皮細胞に異形成，化生などといわれる組織の変化が起こることが判明した。これらは前がん状態（後にがんに変化する状態）であると考えられ，ビタミンAの上皮細胞を正常に保つ作用との関連が考えられる。臨床的にも利用され，皮膚の前がん状態や皮膚の表面に発生するがん（基底細胞がん）に有効であるが，その他のがんには有効でないことが報告[23]された。そして，ビタミンAは副作用が強いため医薬品としては使用することが不可能であるから，副作用の少ないビタミンA誘導体やレチノイド（ビタミンA同属体）が開発され，臨床的に利用されている。栄養補助食品としてはこのような医薬品を摂取することはないから，ビタミンAを摂取することになるが，上限量を超えない程度で十分に摂ることはがんの予防という意味からも有益であると考えられる。レチノイド類の抗がん作用は細胞の核に到達すると遺伝子の発現を調節し，正常な分化を維持し発がんを抑制するという機構が考えられている。

　急性骨髄性白血病にビタミンA誘導体を連日投与することにより驚くべき治癒率を示したという報告[24]がある。これはビタミンA誘導体が白血病細胞を分化誘導させ減少させるものと考えられ，分化誘導療法と呼ばれている。

　一方，黄緑色野菜の摂取が発がんのリスクを低減するという報告が多く行われており，その有効成分としてカロテノイド（動植物に広く分布している黄色ないし赤色色素，トマトに含まれるリコピン，前述のβ-カロテンなど600種類程度あり，プロビタミンAでないカロテノイドもある）に注目され，β-カロテンは動物ではほとんどすべての実験腫瘍に抑制効果があることが証明されている。

　しかし，1988年からフィンランドで行われた中高齢の喫煙男性約3万人を対象に実施されたβ-カロテン20mg/日を食べさせ5〜8年間追跡調査を行った大規模な疫学研究[25]ではβ-カロテンを食べさせた群の方がプラセボ（偽薬）群より肺がんの死亡率が高いという予想外の結果となった。さらに，アメリカで喫煙とアスベスト暴露という肺がんになる危

険因子の高い対象の一群にビタミンAとβ-カロテンを与え，他群にプラセボを与えた疫学研究でもビタミンAとβ-カロテンを与えた群の方が肺がんに罹患するリスクが高いという結果[26]が出された。このように疫学研究でβ-カロテンがかえって肺がんにリスクを高めるという結果が出されたが，経気道的な因子でリスクが高まる肺がんはその他のがんに比較して食物の因子を受けにくいがんであると考えられること，リスクが統計的に有意に高くなったといっても，その相対危険度（関連の強さを示す指標）は高くないことなどから，これらの結果を見て，β-カロテンががんのリスクを高めると判断するのは早計である。

また，α-カロテン，リコピン，ルチンなどのβ-カロテン以外のカロテノイド類にも抗がん作用があるという研究が蓄積しつつある。効果を確定するためには今後の研究を待たねばならないが，黄緑色野菜の摂取ががんの抑制に働くことは確かであろうし，カロテノイド類を摂取することもがんの抑制に有効に働くであろうと考えてよいと思われる。従来はカロテノイドの作用はビタミンAに変換してから働くと考えられていたが，プロビタミンAでないカロテノイドにも抗がん作用が認められるから，カロテノイド自体の作用であると思われる。

9 ビタミンD

ビタミンD効力を有する物質は多数あるが，自然界での存在量の多さと活性の強さからビタミンD_2とD_3の2種類のみを考えればよい。ビタミンD_2はきのこなど植物に含まれ，D_3は魚介など動物に含まれるが，側鎖構造が異なるだけでヒトの体内で同じように代謝され，生理活性も同程度であるので，区別する必要はない。体内に取り込まれた後，肝臓で25-ヒドロキシビタミンDとなり，腎臓で活性型である1α25-ジヒドロキシビタミンDとなり，体内のレセプター（ビタミンD受容体）に結合し機能を示す。

ビタミンDはこのように食物から摂取するものと，体内で生成されるものがある。後者は皮膚に存在するプロビタミンD_3（7-デヒドロコレス

テロール）が日光の紫外線に照射されビタミンDとなり，利用されるのである。ビタミンDも国際単位（I.U.）という単位が用いられていた。換算値はビタミンD1μg＝40 I.U.である。

①ビタミンD欠乏症

　ビタミンD欠乏症のくる病は紀元前500年に記載されている病気で，英語でricketというが，語源はwrikken（曲がる）に由来する。主要な症状は骨が曲がることである（図28）。骨の変形は下肢骨，上腕骨，頭蓋骨，肋骨など種々である。これは骨にカルシウムが沈着しなくなる骨軟化症になるためである。従来，日本でも冬季日光に恵まれない山陰，北陸地方の乳幼児・小児にくる病が多発したという記録がある。くる病は小児の疾患で，成人では発生しないと考えられていたため，成人のビタミンDの必要量はこれまであまり注意を払われていなかったように思われる。しかし，近年では成人でもビタミンDが欠乏すると骨軟化症になるし，高齢者で長期間ビタミンD不足状態が続くと血中副甲状腺ホルモン（PTH）が上昇し，骨からカルシウムが脱落して骨粗鬆症や骨折の

図28　くる病の足の変形

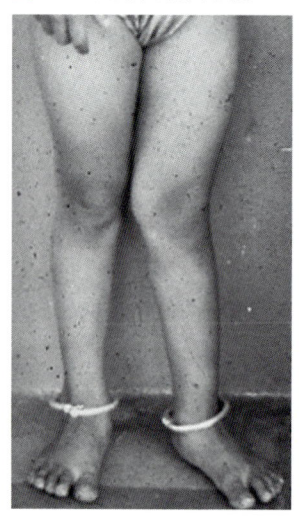

提供：Institute of Child Health, London, David Morley 博士

リスクが上昇することが明らかにされている。

②ビタミンDの作用

ビタミンDの生理作用は図29に示すように，小腸からのカルシウムの吸収，骨から血液へのカルシウムの溶出，腎臓からのカルシウム再吸収の促進の3つが挙げられる。いずれも副甲状腺ホルモンが密接に関与している。

図29 ビタミンDおよび副甲状腺ホルモン（PTH）の作用によるカルシウムの働き

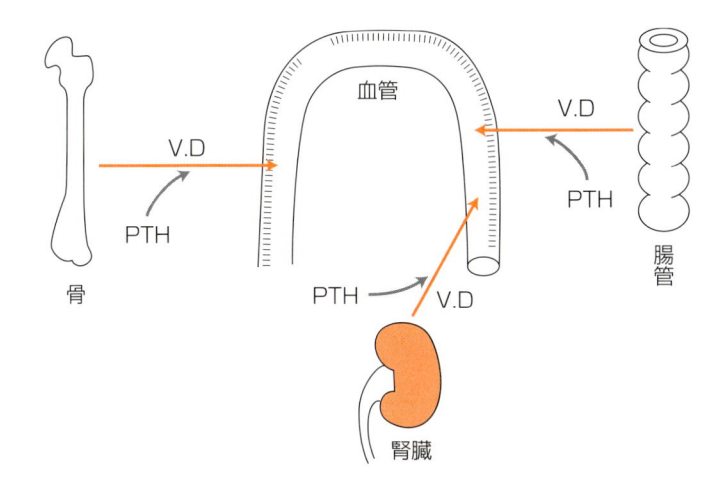

③ビタミンDの必要量と中毒量

ビタミンDは推定平均必要量を算定するに足るデータがないため，目安量が策定された。今回の改訂で特記すべきことは，乳幼児の必要量に関する問題である。前回までのビタミンD所要量はくる病が乳幼児に多発したことと，明確な成人でのビタミンD欠乏症が確認できないことから，0～5歳までの所要量は成人の4倍の数値が示されていた。また，妊婦・授乳婦にも胎児や乳児にビタミンDを供給しなければならないと

いう理由で高い付加量が設定されてきた。

　今回の食事摂取基準では血清中の25-ヒドロキシビタミンD濃度を基準にして目安量が策定された。前述のようにビタミンDの活性型は1α25-ジヒドロキシビタミンDであるが，この血清濃度は常に一定に維持されており，栄養状態などにより変動しない。これに対してその前駆物質の25-ヒドロキシビタミンD濃度は皮膚で産生されたビタミンDや食事からのビタミンD摂取量により変動し，栄養状態を判定する指標として適切であるという考え方である。表29にビタミンDの食事摂取基準を示すが，目安量が乳幼児で成人より特に高いという数値ではなくなった。妊婦では1α25-ジヒドロキシビタミンDの需要が高まり血清25-ヒドロキシビタミンDが低下する可能性を考慮して付加量が策定されたが，数値は半減している。

　食事以外のビタミン供給源である日光の紫外線照射によるビタミンD生成量は露出している皮膚の表面積を約600cm^{2}とすると，晴天の日で

表29　ビタミンDの食事摂取基準（μg/日）

年齢（歳）	男性 目安量	男性 上限量	女性 目安量	女性 上限量
0〜5(月)	2.5	25	2.5	25
6〜11(月)	4	25	4	25
1〜2	3	25	3	25
3〜5	3	25	3	25
6〜7	3	30	3	30
8〜9	4	30	4	30
10〜11	4	40	4	40
12〜14	4	50	4	50
15〜17	5	50	5	50
18〜29	5	50	5	50
30〜49	5	50	5	50
50〜69	5	50	5	50
70以上	5	50	5	50
妊婦付加量			2.5	
授乳婦付加量			2.5	

日照を受ける機会が少ない乳児の目安量：5μg/日

夏季に18μg/日，冬季に10μg/日，曇天の日に夏季で6.5μg/日，冬季に3.7μg/日と推定されている[27]。食事摂取基準は日照を受ける機会の少ない場合も想定して目安量が策定されている。

推定平均必要量が策定されていないので，仮に目安量を充足していない者の比率を平成15年の国民健康・栄養調査結果から算出すると30～49歳の年齢階級で男性：52％，女性：55％となり，目安量に達していない者の比率はかなり高いことが推測できるが，紫外線照射によるビタミンD供給量があるから実際にはこの比率よりは低いと考えられる。

ビタミンD過剰摂取を続けると血清中のカルシウム濃度が上昇し，高カルシウム血症になり，血管壁，腎臓，肺，脳などの軟部組織に石灰化が起こり機能障害が発生する。症状は食欲不振，悪心，嘔吐，多尿，興奮性亢進など多彩な症状を示す。重症の場合はけいれんを起こして死亡する。したがって，食事摂取基準では上限量を設定して注意を喚起している。設定の基準となったのは長期間種々な濃度のビタミンDを摂取させて血中カルシウム濃度が上昇する量を測定した結果[28]を参考にしたのである。過剰摂取の場合は血中ビタミンD濃度よりカルシウム濃度の方が敏感な指標であるとされた。

④ビタミンDと食事

表30に食品中ビタミンD量を示す。ビタミンDを含む食品はかぎられていて，穀物類，豆類，野菜類，果物類，海藻類にはほとんど入っていない。肉類にも少なく，アヒルの肉以外はほとんど含まれていない。ビタミンDを多く含む食品は魚類ときのこ類である。魚介類でも貝類には余り含まれていない。乳類にもほとんど含まれていない。牛乳，母乳も痕跡程度（100gに0.3μg）であり，乳児の哺乳量を1日に780mlとすれば2.34μg/日となる。目安量に及ばないが適当な日照を受ければ補える量である。

図30に食品群別ビタミンD摂取量を示す。77％が魚介類であり，卵類13％，きのこ類5％の順になっている。動物性食品が94％を占める。

表30 食品中ビタミンD量（μg/100g）

白きくらげ（乾）	970	さんま	19
きくらげ（乾）	435	まぐろ（トロ）	18
あんこう肝	110	乾椎茸	17
たたみいわし	50	さば	11
イクラ	44	キャラメル	3
あひる肉	33	鶏卵	2
にしん	22	生椎茸	2
いかなご	21		

五訂増補食品成分表

図30 食品群別ビタミンD摂取比率

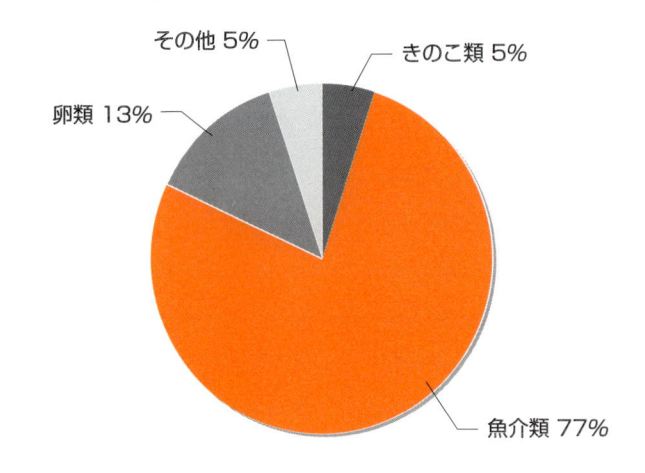

その他 5%
きのこ類 5%
卵類 13%
魚介類 77%

平成15年国民健康・栄養調査

⑤ビタミンD摂取の意義

　適当な日照を受けていればビタミンD欠乏にはならないと考えられるが，ビタミンDには腎性骨疾患を防ぐ作用がある。腎疾患を有している患者で腎臓酵素の1α-水酸化酵素が障害されると骨へのカルシウム沈着が阻害され，骨病変が起こる。このような患者にはビタミンDの活性型

である1α25-ジヒドロキシビタミンDの投与が有効である。一般の骨粗鬆症患者でも腎臓の1α-水酸化酵素が低下し，血中1α25-ジヒドロキシビタミンD濃度が低下している症例が多い。このような患者に活性型ビタミンDやその同属体の投与が有効であるという報告[29]がある。

10 ビタミンE

ビタミンE作用を有する物質は現在8種類あることが知られているが，この中でα-トコフェロールがヒト体内に存在するものの大部分を占め，ビタミンE活性も最も高いので，食事摂取基準ではα-トコフェロールとして基準が決められている。一方，食品中にはα-，β-，γ-，δ-トコフェロールの4種類が含まれており，その活性の強さはα-トコフェロールを100とした場合，β-：40，γ-：10，δ-：1となるので，五訂増補食品成分表は4種類のトコフェロールの各々の含有量をmgで表している。

①ビタミンE欠乏症

ヒトでのビタミンE欠乏症としての特有な疾患は見つかっていない。動物実験でビタミンE欠乏にした雌ネズミは排卵，発情は普通に行われるが，卵が子宮に着床した後，発育が不良で胎仔は死亡し吸収されてしまう。生存した胎仔も脳ヘルニア，欠眼などの奇形が多い。雄のネズミも睾丸が萎縮し，精子の生成もなくなる。このような動物実験の結果から考えると，ヒトの不妊症や習慣性流産にビタミンE欠乏に起因するものが含まれていると考えられる。

②ビタミンEの作用

不飽和脂肪酸の多い植物油を放置しておくと，自動的に酸化され酸敗とよばれる変性が起こるが，ビタミンEが多く含まれている植物油は自動酸化されにくいことが知られている。われわれの体の中でもビタミンEは脂質の酸化を抑える作用を有している。生体内で二重結合を2つ以

上有する高度不飽和脂肪酸が酸化された過酸化脂質となり，これが体内に増加すると生体膜が弱くなり，さまざまな病気の誘因になる。この過酸化脂質の産生は活性酸素といわれる酸化力の強い物質が高度不飽和脂肪酸に作用し，脂質ラジカル（R・）が産生される。脂質ラジカルは酸素と反応して脂質パーオキシラジカル（ROO・）を生じ，これが次の高度不飽和脂肪酸に作用し，過酸化脂質（ROOH）が産生されるというように連鎖的に過酸化脂質が作られていく。ビタミンEは脂質ラジカルに水素を与えて安定化し，脂質パーオキシラジカルを産生させなくすることにより過酸化脂質の生成を抑制する作用があり，これがビタミンE作用の本態と考えられる。理解を助けるために図31に過酸化脂質生成過程に関与するビタミンEの作用を模式的に示す。

figure: 図31　過酸化脂質生成過程とビタミンE

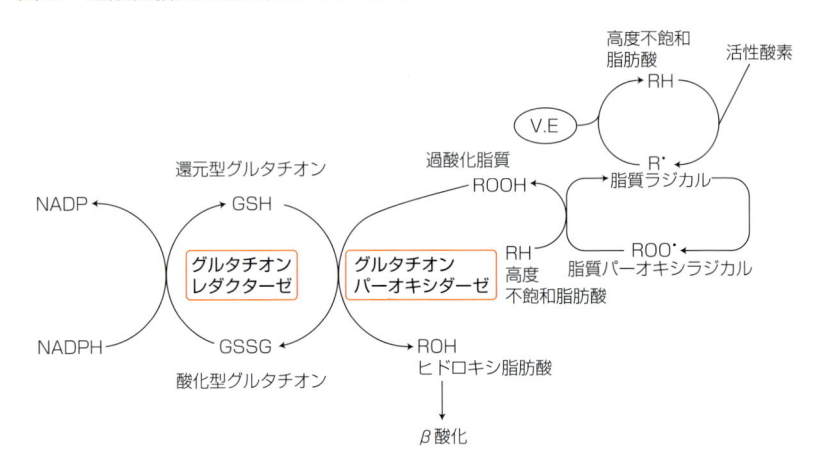

③ビタミンEの必要量，上限量と摂取量

血液中のビタミンE濃度を正常値（22μmol/l：946μg/dl）以上に保たれた日本人を対象にした研究によると平均ビタミンE摂取量は5.6〜11.1mg/日であったことから目安量が策定された。すなわち，ビタミンEも推定平均必要量が算定できるだけの科学的根拠のあるデータは十分で

はないと考えられたのである。

　ビタミンEは脂溶性ビタミンとしては毒性の低いビタミンである。食事からの腸管吸収率や体内貯蔵率も他の脂溶性ビタミンより低いことも毒性の低いことに関係しているであろう。食事摂取基準の上限量はα-トコフェロールを多量に投与すると出血傾向になるという報告があるが，これを参考に，健康成人に800mg/日のα-トコフェロールを28日間摂取しても血小板凝集能など臨床的指標に影響が認められなかったという報告[30]から，この数値を健康障害非発現量（no observed adverse effect level: NOAEL）の基準にして策定された。表31にビタミンEの食事摂取基準を示す。アメリカでは成人男女の必要量を15mg/日としており，日本と大きな開きがある。また，必要量，摂取量に関するデータにはばらつきが大きく，今後の研究の進展により必要量が変化する可能性もある。

　2003（平成15）年の国民健康・栄養調査の結果から目安量に達しない者の比率を計算したところ，成人男子で47％，成人女子で55％がこ

表31　ビタミンEの食事摂取基準（mg/日）

年齢（歳）	男性 目安量	男性 上限量	女性 目安量	女性 上限量
0～5(月)	3		3	
6～11(月)	3		3	
1～2	5	150	4	150
3～5	6	200	6	200
6～7	7	300	6	300
8～9	8	400	7	300
10～11	10	500	7	500
12～14	10	600	8	600
15～17	10	700	9	600
18～29	9	800	8	600
30～49	8	800	8	700
50～69	9	800	8	700
70以上	7	700	7	600
妊婦付加量			0	
授乳婦付加量			3	

α-トコフェロールについて算定．それ以外のビタミンEは含んでいない．

れに該当し，摂取量が十分でない可能性がある．

④ビタミンEと食事

食品中のビタミンE含有量を**表32**に示す．油脂類に多く含まれているが，植物性油脂類，マーガリンに多く，バターや動物性油脂類中の含有量は低い．種子類，魚介類に多く含まれている．**図32**に食品群別ビ

表32 食品中ビタミンE量*（mg/100g）

ひまわり油	38.7	うなぎ	7.4
アーモンド	31.0	ピーマン（赤）	4.3
小麦胚芽	28.3	にしん	3.1
綿実油	28.3	大豆	1.8
マヨネーズ	14.7	玄米	1.2
あんこう肝	13.8	鶏卵	1.0
筋子（すじこ）	10.6	牛肉	0.4
落花生	10.1		

* α-トコフェロールのみ．　　　　　　　　　　　五訂増補食品成分表

図32 食品群別ビタミンE摂取比率

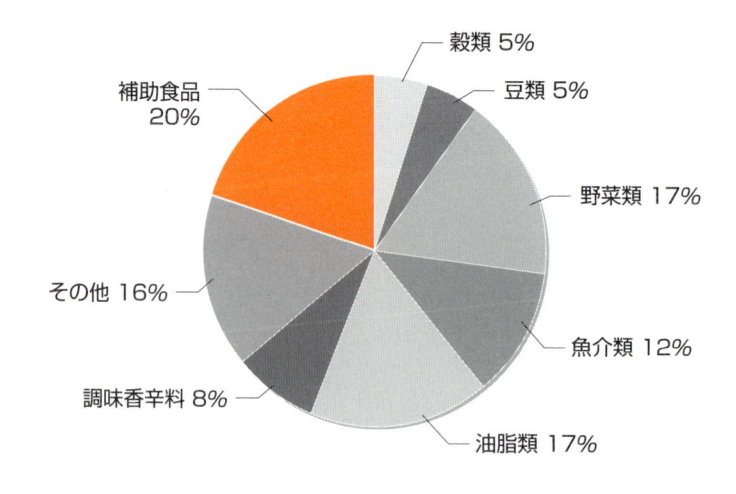

補助食品 20%
穀類 5%
豆類 5%
野菜類 17%
魚介類 12%
油脂類 17%
調味香辛料 8%
その他 16%

平成15年国民健康・栄養調査

タミンE摂取量を示す。栄養補助食品は2.7％の者が摂取しているに過ぎないが，20％の摂取比率となり，他の食品群より多くなっている。通常の食品群では油脂類，野菜類，魚介類，調味香辛料の順になっている。野菜としてはほうれんそうなど黄緑色野菜が多く，調味香辛料はマヨネーズが主たるものである。

⑤ビタミンE摂取の意義

ビタミンEの目安量に達していないヒトの比率も高いようであるし，抗酸化ビタミンであるから，生活習慣病予防のために十分に摂取する必要がある。その上，次のような薬理効果も期待できる。

白内障は眼の水晶体が白濁し，視力が低下する疾患であるが，原因は老人性，糖尿病性，紫外線や赤外線の暴露，などさまざまである。ネズミの水晶体を摘出し熱を加えると白内障になるが，この時にビタミンEを添加しておくと白内障の発生が抑制されるという研究[31]がある。これはビタミンEの抗酸化作用によるものと考えられる。

心筋梗塞患者は血中ビタミンE濃度が低く，過酸化脂質が増加している。ビタミンEは血栓症を起こす作用があるトロンボキサンA_2の生成を抑制することと，善玉と一般にいわれている高比重リポ蛋白質（HDL）を上昇させる作用があるから，この2つの機構により心筋梗塞の発生を予防することが期待できる。英国で心筋梗塞と診断された約2000人の患者を2群に分け，1群にビタミンE（400〜800mg/日），他群にはプラセボを与えて1,000日間追跡調査する疫学研究が行われた。その結果，ビタミンE剤を与えた群では心血管症状発作の有意な減少が認められた。しかし，死亡例が少なかったためか，死亡数に両群間に有意差は認められなかった[32]。

ビタミンE摂取に関して留意すべきことは，不飽和脂肪酸の摂りかたが多いと，ビタミンEも余分に摂らなければならないことである。不飽和脂肪酸摂取量1g当たりビタミンE摂取量が0.6mg以下になると，ビタミンE不足になるといわれている。1968（昭和43）年に行われた調査研究ではこの数値が0.4〜0.5mg程度になっていると報告されている

が，現在ではどのようになっているか計算してみる必要がある。

11 ビタミンK

1935年，オランダ語の凝固Koagurationの頭文字をとって血液凝固に関係するビタミンであるビタミンKが発見された。ビタミンKの作用を有している物質は天然に存在するフィロキノン（K_1），メナキノン（K_2）と合成されたメナジオン（K_3）など多数存在する。メナキノンには構造の違いにより1〜14種類に分類されメナキノン-n（MK-n）と名づけられている。食品中のビタミンKで主要なものは動物性食品に多いメナキノン-4と納豆菌が産生するメナキノン-7である。一方，総合ビタミン剤など薬品にはメナジオンが使用されている場合が多い。

①ビタミンK欠乏症

ビタミンKが欠乏すると血液が固まらなくなり，出血しやすくなる。1975（昭和50）年に注目されるようになり，それ以来わが国でもビタミンK欠乏による乳児の頭蓋内出血がしばしば発生したという報告がある。出生後元気に育っていた乳児が約1か月後に突然出血傾向が見られるようになり，その時点で検査によって頭蓋内出血と判明したときには，すでに手遅れになっていることが多い。その内，約半分の患者が死亡したり，後遺症を残したりする。1982年に報告された研究[33]では母乳栄養児で1,700人に1人，人工栄養児で4,000人に1人という割合で頭蓋内出血による乳児の死亡が発生している。母乳の方が牛乳よりビタミンK含有量が低いのである。近年はビタミンK欠乏症に対する認識が高まり，頭蓋内出血患児の死亡例は減少しているようである。

新生児メレナという新生児の便が生後2〜5日ごろに黒っぽい色になることがある。これは昔は生理的な現象と思われあまり注意されなかったが，血液凝固因子が低下しており，ビタミンK欠乏による消化管出血であることが明らかになった。ミルクを与えるようになるとビタミンKが供給され，腸内細菌が発達してビタミンKを細菌が合成するようにな

り，新生児メレナは通常一週間程度で見られなくなる。成人でビタミンK欠乏症がめったに見られないのは，腸内細菌が合成するビタミンKが利用されるためである。しかし，ビタミンK量が低い食事を続けていると潜在性ビタミンK欠乏状態に陥る危険性がある[34]から，腸内細菌が作るビタミンK量は生体の需要を満たす程には多くないようである。

②ビタミンKの生理作用

血管の中を流れている血液が血管外に出る（外因性）か，または血管内で血液が異物と接触する（内因性）と一定時間後に流動性が失われ固体化する。この仕組みにより血液が体外に流失するのを防いでおり，この過程を血液凝固という。血液凝固の過程は複雑で非常に多くの因子が関与しているが，最終的には可溶性の血漿蛋白質の一つであるフィブリノーゲンが酵素トロンビンの作用でフィブリン（繊維素）になり血液がゼラチン状に固まることによる。トロンビンという酵素は血漿蛋白質であるプロトロンビン（トロンビンの前駆物質）にトロンボプラスチンという物質が反応することにより生成される。このプロトロンビンの生成にビタミンKが必要である。ビタミンKはプロトロンビンの前駆物質分子中のグルタミン酸残基をカルボキシル化してγ-カルボキシグルタミン酸残基に変換しプロトロンビンを産生する作用を有する。ビタミンKが欠乏すると血漿中にカルボキシル化していないプロトロンビン（非カルボキシル化プロトロンビン，PIVKA II，protein induced in vitamin K absence）が増加する。この前の血液凝固に関与する種々な過程でもグルタミン酸残基をカルボキシル化する反応があり，そこでもビタミンKが関与していることが判明している（PIVKA-VII，PIVKA-IX，PIVKA-X）[35]。

③ビタミンKの必要量，中毒量，摂取量

ビタミンKの目安量は上述の血漿中非カルボキシル化プロトロンビン（PIVKA II）の濃度が上昇しないビタミンK摂取量を基準にして設定された。

ビタミンKの過剰症は母体を介して胎児に発生することが多く，悪心，嘔吐，呼吸困難，血圧低下などの症状があり，黄疸も出てくる。溶血性貧血，メトヘモグロビン血症，高ビリルビン血症などの血液の異常が発生し，核黄疸（脳神経の中にある核という部分に黄疸色素が沈着する）になり死亡することもある。そのため，1999年の食事摂取基準では18歳以上では30mg/日という許容上限摂取量が設定されていた。しかし，今回の食事摂取基準では骨粗鬆症治療薬としてメナキノン-4が45mg/日の用量で処方されており安全性に問題はないことが報告されている[36]ので，上限量は策定されなかった。経口投与の場合は問題がないと思われるが，注射投与の場合は注意が必要であろう。平池ら[37]は妊婦にビタミンKを注射せずにビタミンK含有シロップを飲用させることを提唱し，最近はそのような方法が普及して胎児のビタミンK中毒症は減少している。表33にビタミンKの食事摂取基準を示す。

　ビタミンKの目安量に達しない者の比率を平成15年の国民健康・栄

表33　ビタミンKの食事摂取基準（μg/日）

年齢（歳）	男性 目安量	女性 目安量
0〜5(月)	4	4
6〜11(月)	7	7
1〜2	25	25
3〜5	30	30
6〜7	40	35
8〜9	45	45
10〜11	55	55
12〜14	70	65
15〜17	80	60
18〜29	75	60
30〜49	75	65
50〜69	75	65
70以上	75	65
妊婦付加量		0
授乳婦付加量		0

日本人の食事摂取基準（2005年版）

養調査の結果から計算した結果，成人男子で13％，成人女子で11％がこれに該当し，不足している者の比率は高くはないようである。

④ビタミンKと食事

自然界に存在するビタミンKのうち，フィロキノンは主として植物の葉緑体で生成されるから，黄緑色野菜に多く含まれている。納豆はメナキノン-7を多く含んでいる。人乳は牛乳より含有量が低い。表34に食品中ビタミンK量を示す。図33に食品群別ビタミンK摂取量を示す。野菜類が50％以上の摂取源となっている。次いで豆類であるが，その内納豆が87％である。動物性食品からの摂取量は低い。

⑤ビタミンK摂取の意義

ビタミンK欠乏に関しては妊産婦が注意してビタミンKを摂取することで予防ができるであろう。この他にビタミンKは骨粗鬆症の治療薬としての役割も有していると考えられる。すなわち，骨粗鬆症患者では血中ビタミンK濃度が低い者が多く，ビタミンKが欠乏すると骨へのカルシウムの沈着が抑制されることが知られている。臨床的にもビタミンK剤の投与により骨粗鬆症患者の痛みが緩和され，骨量も増加したという報告がある[38]。骨基質中に存在するγ-カルボキシグルタミン酸含有蛋白質の生成にビタミンKが必要であることがこの作用に関係していると考えられる[39]。ビタミンK摂取量の多い群では低い群に比較して，大腿骨頚部骨折の発生率が低いという疫学研究がある[40]。

ビタミンK群の一つであるビタミンK_2がビタミンAと同様に分化誘導作用を有し白血病に有効であるとの報告がある。他のビタミンK群であるビタミンK_1にはこのような作用がないため，ビタミンK_2に特有なイソプレノイド基がこの作用の元になっているものと考えられている[41]。

このような生活習慣病に対する薬理効果が期待できるビタミンである。

表34 食品中ビタミンK量（μg/100g）

ほしのり	2600	鶏肉	70
パセリ	850	マーガリン	53
しそ	690	きな粉	37
納豆	600	大豆	18
ひじき	320	鶏卵	13
大根葉	270	牛肉	7
大豆油	210	牛乳	2
マヨネーズ	110	人乳	1
キャベツ	78		

五訂増補食品成分表

図33 食品群別ビタミンK摂取比率

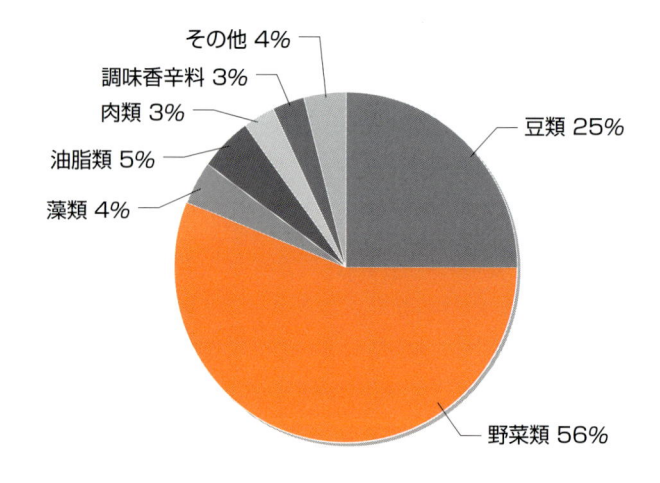

- その他 4%
- 調味香辛料 3%
- 肉類 3%
- 油脂類 5%
- 藻類 4%
- 豆類 25%
- 野菜類 56%

平成15年国民健康・栄養調査

4 ビタミン様作用物質

　ビタミンと類似しているがまだ一般にビタミンとは認められていない数種類の物質がある。これらの中には発見されたときにビタミンであると考えられたためビタミンという名称がつけられているものもある。その種類と作用を表35に示す。これらの物質がビタミンと認められないのは明確な欠乏症状が確認できないことと、その作用が栄養素としての作用ではなく薬理的な作用であると考えられているためである。しかし、栄養補助食品としてはこれらの薬理効果を有する物質は利用可能と考えられる。以下に個々のビタミン様作用物質の概要を記す。

表35　ビタミン様作用物質の概要

性質	物質名	別名・旧名	英文名	機能
水溶性	カルニチン	ビタミンB_T	carnitine	動脈圧低下、心拍数増加
	イノシトール		inositol	抗脂肪肝作用、動物の発育因子
	ビタミンP		rutin, hesperidin, eriocitrin	毛細血管の抵抗力強化
	ビタミンU		methionine methylsulfonium	抗胃潰瘍作用
	コリン		choline	抗脂肪肝作用、アセチルコリン生成、メチル供与
	オロット酸	ビタミンB_{13}	orotic acid	成長促進、抗脂肪肝作用、貧血防止
	パンガミン酸	ビタミンB_{15}	pangamic acid	循環器疾患、肝臓障害に有効
	パラアミノ安息香酸	ビタミンB_x	p-amino benzoic acid	皮膚疾患に有効
	ピロロキノリンキノン		pyrrolo quinoline quinone	脱水素酵素の補酵素
脂溶性	ユビキノン		ubiquinones (coenzyme Q)	抗酸化作用、心筋代謝の改善
	リポ酸		lipoic acid (thioctic acid)	肝臓障害の改善、エネルギー代謝に関与

1 カルニチン　carnitine

　カルニチン（図34）は穀物害虫（茶色コメゴミムシダマシ）の発育に必須の物質であることが報告され、ビタミンB_Tと呼ばれることもある。

図34　カルニチンの構造式

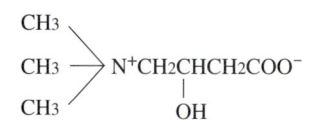

$$\begin{matrix} CH_3 \\ CH_3 \\ CH_3 \end{matrix} \!\!>\! N^+CH_2\underset{\underset{OH}{|}}{C}HCH_2COO^-$$

　一部は肝臓で合成されるが食事から吸収されるものもある。カルニチンは脂肪酸がミトコンドリアの膜を通過させるのに必要な補因子となっており，脂肪酸が酸化されエネルギーとして利用されるのに役立っている。男性ホルモンであるテストステロンを与えると血液中カルニチン濃度が上昇するので生殖とも関係があると考えられている。生体内の濃度も精巣上体（副睾丸とも呼ばれ，睾丸に付着している管状の組織で睾丸とともに陰嚢に包まれている。精子はこの中を通って成熟する）に最も高い。筋肉が萎縮する病気でカルニチン濃度が低下し筋肉に脂肪の異常蓄積を起すことがある。これはカルニチン欠乏性ミオパチー（myopathic carnitine deficiency）と呼ばれているが，栄養欠乏によって発生するものではないため，ビタミン欠乏症とは異質であると考えられるし，カルニチンもビタミンとは認められていない。その他のカルニチンの作用としては動脈圧低下，心拍数低下，膵液・胃液の分泌促進，利尿などの作用があり，臨床的に利用されている。また，カルニチンとアセチルCoAが反応して生じるアセチルカルニチンは神経を活性化させる作用があることも認められている。

2 イノシトール inositol

　図35に示すような構造式を有するシクロヘキサン6価アルコールのことで9種類の立体異性体を有するが，広く動植物界に分布し，生物学的活性を有するのはその一つであるミオイノシトールのみである。イノシトールが動物の組織内に存在していることは100年以上も前から知られていた。1940年ミオイノシトール欠乏でネズミの発育が低下し，脱

図35 イノシトールの構造式

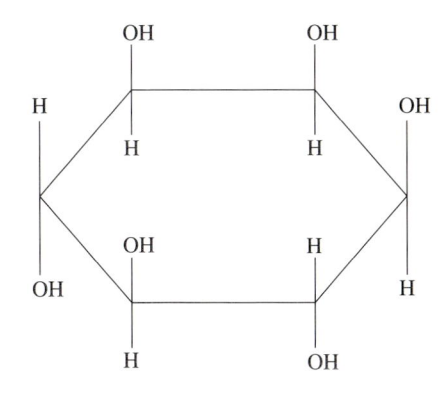

毛症状が発生することが報告され一時，ビタミンであると考えられた時代があった。しかし，多くの哺乳動物でミオイノシトールは体内で合成されることが判明し，動物実験でも後年，精製された飼料を用いるとミオイノシトール欠乏症は再現されないこともわかり，ビタミンとは認められなくなった。

ミオイノシトール欠乏動物では脂肪が肝臓に沈着する脂肪肝を起こしミオイノシトールを投与すると回復する。この抗脂肪肝作用はリン脂質合成系に関与していると考えられる。臨床的にも脂肪肝を予防する作用が知られている。

なお，穀物類，大豆など植物の種実に多く含有されているフィチン酸（phytic acid）はミオイノシトールのリン酸塩である。このフィチン酸はカルシウム，マグネシウム，鉄，亜鉛などのミネラルと結合し不溶性の塩をつくるため，フィチン酸を多く摂り過ぎるとこれらのミネラルの腸管吸収を阻害するというマイナス面の作用がある。実際にフィチン酸過剰摂取による亜鉛欠乏症が発生している。

3 ビタミンP

1936年，レモンや唐辛子の中にビタミンCと一緒に存在し，毛細血

管の抵抗力低下や血漿タンパク質に対する透過性増加を防止する作用がある物質の存在が認められ，permiability（透過性）に因んでビタミンPと名づけられた。その後ビタミンPは単一の物質ではなく，多くの類縁物質の混合であることが判明した。主要なものの構造式を図36に示す。ルチンはそば類に多量に含まれ，ヘスペリジンはミカン，レモン，ダイダイなど柑橘類に多く含まれている。毛細血管の柔軟性を増加させる作用を有し，ヒトの出血性疾患に有効である。しかし，この作用は栄養素の作用というより薬理的と考えられるため名称はビタミンとなっているが，ビタミンとは認められていない。

図36　ビタミンPの構造式

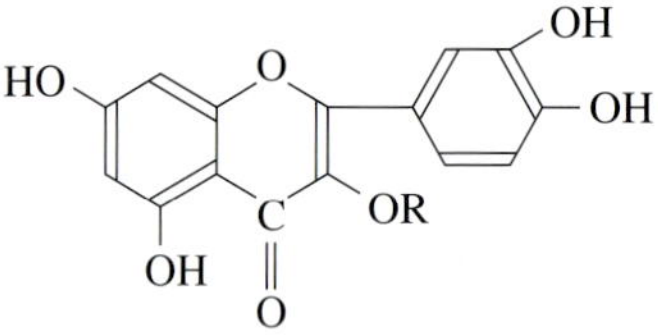

ルチン

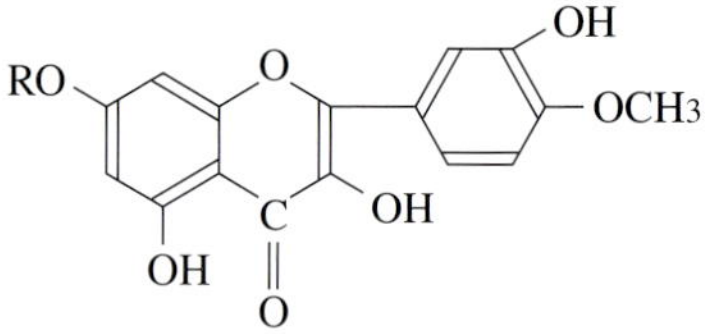

ヘスペリジン

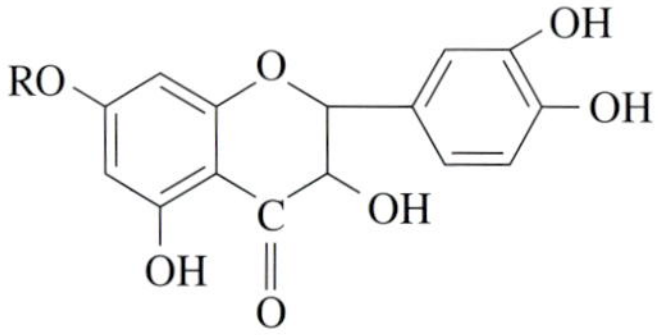

エリオシトリン
R=C$_{12}$H$_{21}$H$_9$（ルチノシド）

4 ビタミンU

1950年，チェニーはキャベツの中に胃潰瘍などの潰瘍を予防・治療する成分があることを見出し，潰瘍（ulcer）に因んでビタミンUと名づけた。これは含硫アミノ酸であるメチルメチオニンスルホニウム（図37）であり，蛋白質合成を促進し，傷ついた上皮細胞を修復する作用があるといわれる。これは栄養素の作用というより薬理作用であるからビタミ

ンとは認められていない。医薬品として胃潰瘍など消化器潰瘍の治療に用いられている。特異な臭気を有する。

図37　ビタミンU（塩化メチルメチオニンスルホニウム）の構造式

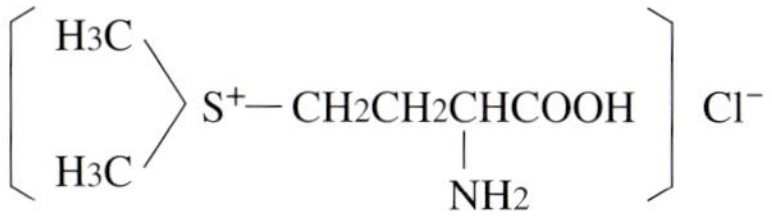

$$\left[\begin{array}{c} H_3C \\ H_3C \end{array} \!\!>\! S^+\!-\!CH_2CH_2\underset{NH_2}{CH}COOH \right] Cl^-$$

5 コリン choline

　コリン（図38）は卵黄，肝臓，小麦胚芽，豆類などに広く分布し1850年ごろに分離されていた物質であるが，1932年，動物で脂肪肝を予防する食事中に含まれる必須の物質であることが報告され，ビタミンの一種と考えられた。しかし，ヒトではコリン欠乏症は確定されなかったし，体内で合成されることも判明したためビタミンには含められなくなった。コリンは酵素コリンアセチラーゼの作用によりアセチルコリンになる。アセチルコリンは運動神経，副交感神経内に貯蔵され，神経の興奮により化学伝達物質として終末から放出されて興奮を次の神経細胞に伝達する。また，コリンはレシチンやスフィンゴミエリンなどのリン脂質の成分となり細胞の構成にあたる。さらに図に示すようにメチル基を3つもっており，他の化合物にメチル基を与える（メチル供与体）ことにより生体反応を推進する。

図38　コリンの構造式

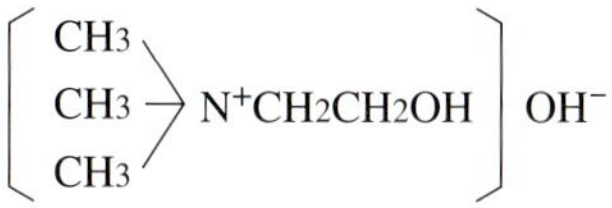

$$\left[\begin{array}{c} CH_3 \\ CH_3 \\ CH_3 \end{array} \!\!>\! N^+CH_2CH_2OH \right] OH^-$$

6 オロット酸 orotic acid

1904年，乳清に存在することから，ギリシア語の乳清（opoo）を語源としてオロット酸と名づけられた。構造式は図39に示す。最初に微生物の発育因子であることがわかり，次いでネズミの発育促進作用が認められビタミンB群の一つと考えられ，ビタミンB_{13}と呼ばれたこともあった。しかしオロット酸は核酸の主要な成分であるピリミジンヌクレオチド生合成の中間体であることが判明した。したがって，ヒトはオロット酸を合成することができるので，ビタミンではなくビタミン作用物質とされている。

脂肪肝予防作用があり，臨床的には慢性肝炎など種々の肝臓疾患の治療に有効であるとされている。しかし，過剰に与えるとかえって脂肪肝を誘発するという副作用もある。また，先天的な異常でピリミジン生合成経路の酵素が欠損していると尿中に大量のオロット酸が排泄されるオロット酸尿症という病気がある。この時の症状は発育障害，筋力低下，巨大赤芽球性貧血（ビタミンB_{12}欠乏症に類似）が見られる。

図39 オロット酸の構造式

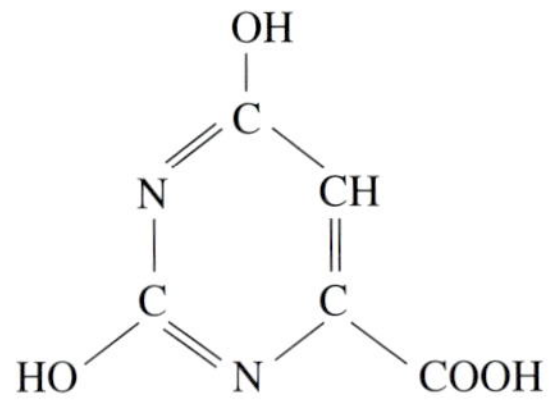

7 パンガミン酸 pangamic acid

1951年，杏の種子から細胞の酸素利用を高める作用があるという物質が抽出されビタミンB_{15}と呼ばれた（図40）。循環器疾患，肝臓障害などに有効であるという報告がある。

図40　パンガミン酸の構造式

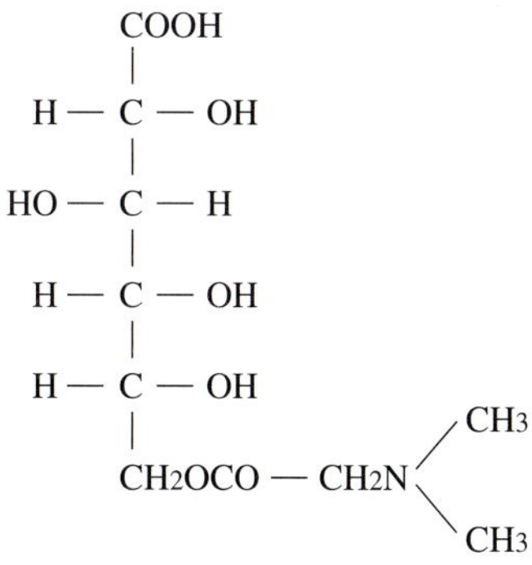

$$
\begin{array}{c}
\text{COOH} \\
| \\
\text{H—C—OH} \\
| \\
\text{HO—C—H} \\
| \\
\text{H—C—OH} \\
| \\
\text{H—C—OH} \\
| \\
\text{CH}_2\text{OCO—CH}_2\text{N}\begin{array}{c}\text{CH}_3\\ \text{CH}_3\end{array}
\end{array}
$$

8 パラアミノ安息香酸　p-amino benzoic acid（PABA）

　ペニシリンなど抗生物質が発見される前の細菌感染症の治療薬の主役はサルファ剤（sulfonamide）であった。この抗菌作用の本体はサルファ剤を与えると体内で産生されるp-aminobenzylsulfonamideの作用であることが判明した。この物質は細菌が有しているp-amino benzoic acidすなわちパラアミノ安息香酸（図41）と拮抗し，この作用をなくしてしまうためであることが突き止められた。類似した構造を有する物質は拮抗作用を示すものが多いのである。このようにパラアミノ安息香酸は微生物の成長に必須な物質であり1963年，ネズミの毛色が白くなるのを防ぐ抗白髪因子という作用があると報告され，ビタミンBxと呼ばれたことがある。現在ではこの構造物ではビタミンとは認められていないが，

図41　パラアミノ安息香酸とサルファ剤の構造式

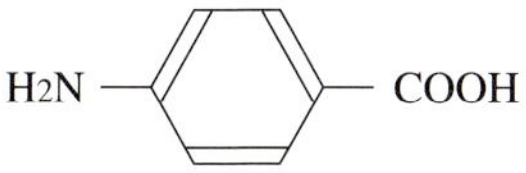

H₂N—⟨benzene⟩—COOH　　　H₂N—⟨benzene⟩—SO₂NH₂

　　パラアミノ安息香酸 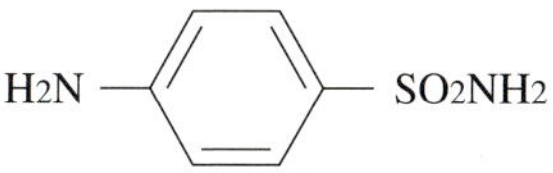　　　　　スルファニルアミド
　　　　　　　　　　　　　　　　（サルファ剤の一種）

ビタミンである葉酸の構成成分になっている。パラアミノ安息香酸はある種の皮膚疾患（紅斑性狼瘡，鞏皮症など）の治療に有効であるとする報告がある。

9 ピロロキノリンキノン pyrrolo quinoline quinone (PQQ)

1979年，微生物のアルコール脱水素酵素やグルコース脱水素酵素の補酵素としてPQQ（図42）が発見された。そして，多くの動物や植物の酵素の補酵素となることが報告され，PQQ欠乏飼料で飼育すると種々な欠乏症状が出ることも報じられ，新しいビタミンの発見と注目されマスコミでも取り上げられた。しかし，その後の研究でPQQの動物組織中の存在量は前に考えられていたほど多くなく，厳密に行われた実験ではネズミに欠乏症状は発生しないことも判明し，今ではビタミンとは認められないという意見が大勢である[42]。

図42 ピロロキノリンキノンの構造式

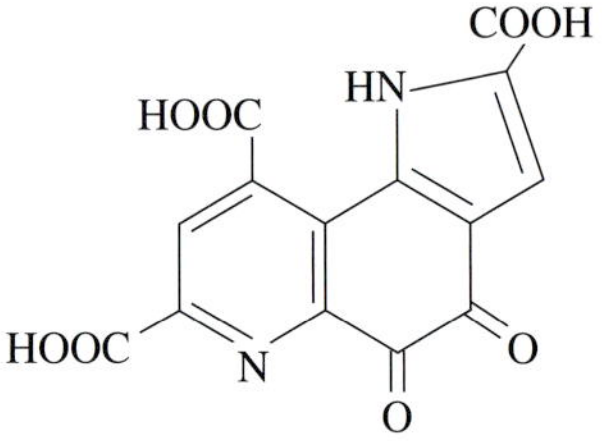

10 ユビキノン ubiquinone

1940年にネズミの肝臓中にこの物質が存在することが認められ，1957年に橙黄色の結晶として単離された。生物界に普遍的（ubiquitous）に存在するという意味でユビキノンと名づけられた。また，補酵素作用を有すると考えられコエンザイムQとも呼ばれた。ユビキノンは水に不溶な脂溶性の物質で多くの同属体がある。図43に示す構造式のnの部分

図43　ユビキノンの構造式

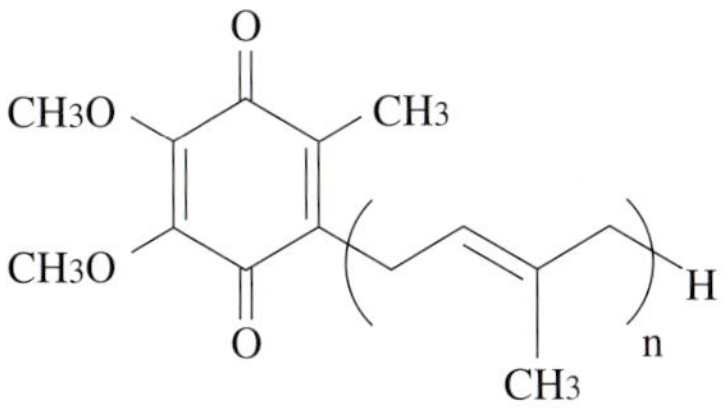

が1から12まであり，ヒトにはnが10のものが存在する（コエンザイムQ$_{10}$と呼ばれることもある）。

　ユビキノンは細胞のエネルギー産生を行っている呼吸鎖の電子伝達因子であることが明らかにされているので，必須物質であることは確かである。フラビン酵素（ビタミンB$_2$酵素）から電子を受け取って自身は酸化され，その電子をチトクロムbに渡す作用を有している。また，ユビキノンは抗酸化作用もあるから，ビタミンEのように脂質過酸化を防ぐ作用も期待できる。さらに，心筋梗塞や狭心症のような虚血性心疾患などの心臓病の症状改善にユビキノンの投与が有効であるとの報告もある。欧米では生活習慣病予防薬として開発が行われている。しかし，これらの作用は栄養素としての作用より薬理的な作用であると考えられ，ビタミンとは認められていない。

11 リポ酸　lipoic acid

　リポ酸（図44）は1940年代後半に微生物の発育因子およびピルビン酸の酸化因子として発見され，1951年，牛の肝臓の水に不溶性な残渣から抽出・精製された後，結晶として単離され構造も決定された。糖代謝において重要な経路であるピルビン酸がアセチルCoAになる過程に関係している。この経路は図45に示すような3つの酵素（ピルビン酸脱水素酵素，リポ酸アセチルトランスフェラーゼ，デヒドロリポリル脱水素酵素）の複合体によって進められる[43]。それぞれの酵素はビタミン

図44 リポ酸の構造式

$$\begin{array}{c} CH_2 \\ CH_2 \quad CH\text{-}CH_2\text{-}CH_2\text{-}CH_2\text{-}CH_2\text{-}COOH \\ | \qquad | \\ S \longrightarrow S \end{array}$$

図45 ピルビン酸脱水素酵素複合体におけるビタミンB_1，リポ酸，ビタミンB_2の共同作用

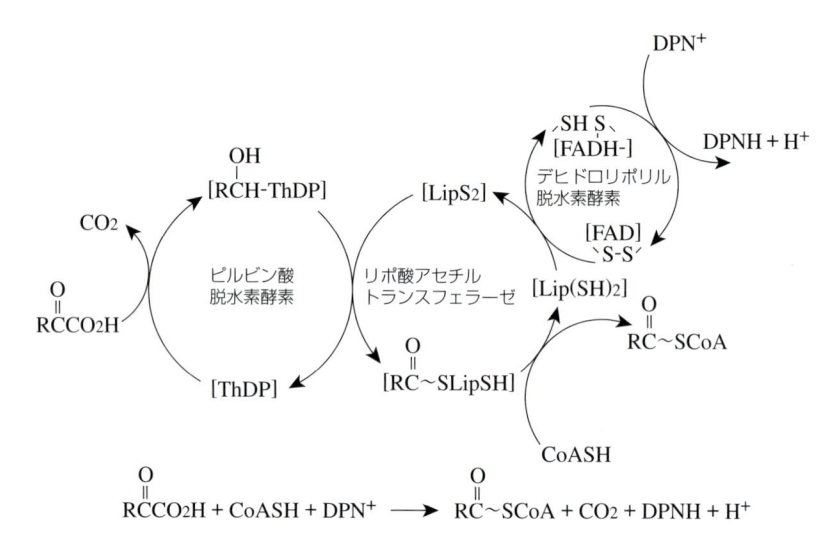

$$RCCO_2H + CoASH + DPN^+ \longrightarrow RC\sim SCoA + CO_2 + DPNH + H^+$$

B_1，リポ酸，ビタミンB_2を補因子とするので，リポ酸はこの2番目の反応に必要なのである。しかし，哺乳動物でリポ酸欠乏症状はみられないし，ヒトでは体内で合成されると考えられているため，ビタミンとは認められていない。ヒトの肝臓病で血液や肝臓のリポ酸が低下しているという報告や肝炎，肝硬変など肝臓疾患の予防や治療に有効であるという報告もある。

2章 ミネラル

1 ミネラルの定義と種類

　複雑な物質を物理的，化学的に分離していけばしだいに簡単な物質になり，ついに2種類以上に分離されない物質に到達する。このような考え方から元素という概念 element が生まれたのは古代エジプト（紀元前2000〜1300年）にさかのぼる。元素の研究は現在でも進展しており130種類以上の元素が発見されている。この元素と呼ばれる物質とミネラルと呼ばれる物質はほとんど共通しているのである。

　ミネラルという言葉は慣用語であり決められた定義はない。しかし，栄養学の分野では水素，酸素，炭素，窒素を除いたすべての元素とするという定義が定着しつつあるように思われる。水素，酸素などの身体を構成する主要な元素をミネラルに入れると摂取量や必要量を算出する際に，蛋白質，脂肪，炭水化物などとミネラルがダブって算出されることになるからである。そして元素の種類は新しい元素が人工的に合成されることもあり，日進月歩で増加しているからミネラルの種類も変動することになるので，約130種類ということにしておきたい。さて，栄養補助食品として利用するミネラルとは，約130種類のミネラルのうちで次の2つの条件に適合するものと考えるのが適切ではないかと考える。①必須ミネラル（ヒトが生命を維持するため毎日摂取しなければならないミネラル）のうち日本人の食生活でかなり多数の人々が必要量を充足できないもの。②薬理的な作用により健康増進，疾病治療に役立つミネラル。

　表36に必須ミネラルの概要を示す。主要ミネラル（ヒト体内存在量および必要摂取量が多いミネラル）：7種類，必須微量元素Ⅰ群（体内存在量および必要摂取量が微量で，ヒトで欠乏症の報告があるミネラル）：9種類，必須微量元素Ⅱ群（ヒト体内存在量および必要摂取量が

微量で，ヒトでの欠乏症は報告されていないが，動物実験で必須性が証明されたミネラル）：13種類，計29種である[44]。

表36　必須ミネラルの概要

| | | ミネラル | 化学性状 | ヒトでの欠乏症 ||||
				食事性	輸液性	症　状
主要ミネラル		カルシウム	軽金属	○		骨粗鬆症
		リン	非金属	○		骨疾患
		カリウム	軽金属	○		筋無力症
		硫黄	非金属			
		塩素	非金属			
		ナトリウム	軽金属	○		熱痙攣
		マグネシウム	軽金属	○	○	心臓疾患
微量元素	I群	鉄	重金属	○		貧血
		亜鉛	重金属	○	○	皮膚疾患
		銅	重金属	○	○	貧血
		マンガン	重金属	○	○	骨病変
		ヨウ素	非金属	○		甲状腺腫
		セレン	非金属	○	○	克山病
		モリブデン	重金属		○	
		コバルト	重金属	○		悪性貧血
		クロム	重金属		○	耐糖能低下
	II群	フッ素	非金属			
		珪素	類金属			
		ルビジウム	軽金属			
		臭素	非金属			
		鉛	重金属			
		アルミニウム	軽金属			
		カドミウム	重金属			
		ホウ素	類金属			
		バナジウム	重金属			
		砒素	類金属			
		ニッケル	重金属			
		錫	重金属			
		リチウム	軽金属			

微量元素 I 群：ヒトでの欠乏症あり，II 群：なし
成人1日必要量：30〜49歳男性の推定平均必要量，＊目安量，上限量（食事摂取基準）．

（数値の単位：mg）

成分として含まれる 生体活性物質	成人体内 存在量	日本人成人 1日必要量	日本人成人 1日上限量	日本人成人 1日摂取量
ヒドロキシアパタイト	1,160,000	650 *	2300	482
ヒドロキシアパタイト	670,000	1050 *	3500	1080
	150,000	2000 *		2305
アミノ酸	112,000			
胃液	85,000			
	63,000			4842
Mg結合ATP	25,000	310	280 #	264
ヘモグロビン・酵素	4,500	6.5	55	8.3
酵素	2,000	8	30	9.4
酵素	80	0.6	10	1.29
酵素	15	4	11	
甲状腺ホルモン	15	0.95	3	
酵素	13	0.03	0.45	
酵素	9	0.02	0.32	
ビタミンB12	2			
GTF	2	0.035		
	2,600			
	2,300			
	360			
	200			
	120			
	60			
酵素	50			
	48			
酵素	18			
	18			
酵素	10			
	6			
	2			

成人1日摂取量：30～49歳男性摂取量（平成15年国民健康・栄養調査）
＃：通常の食品以外からの摂取上限量

2 ミネラル摂取量の問題

　必須ミネラル摂取量は個々のミネラルの摂取量が必要量を満たしているかという問題と性質の類似したミネラルが適正な摂取バランスを保っているかという2点から考える必要がある。

1 国民健康・栄養調査による個々のミネラル摂取量の評価

　個々のミネラルの摂取量に関してはビタミンの場合と同様に，2003（平成15）年の国民健康・栄養調査におけるミネラル摂取量の分布という表により30〜49歳の年齢におけるパーセンタイル分布図を作成し，日本人の食事摂取基準（2005年版）で策定された推定平均必要量（マグネシウム，鉄，亜鉛，銅）を基準にして日本人の充足状況を推定した。その結果を図46に示す。マグネシウム摂取量が推定平均必要量に達していない者の比率は男子74％，女子59％と過半数を超え，食事のみで

図46　ミネラル摂取量が推定平均必要量に達しない者の比率（％）

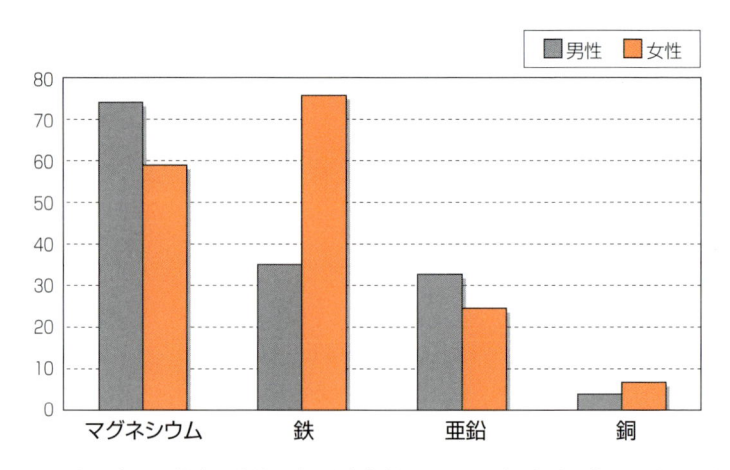

摂取量：平成15年国民健康・栄養調査，対象年齢：30〜49歳，推定平均必要量：日本人の食事摂取基準（2005年版）

は不足するおそれがあり、サプリメントの必要性も高いと思われる。鉄の摂取量が推定平均必要量に達していない者の比率は男性では39％であるが、女性では月経のある女性の推定平均必要量を基準にすると76％となり、鉄欠乏者がとくに女性に多いことを示唆している。

推定平均必要量が策定されなかったミネラル（カルシウム、食塩、カリウム）については目標量を基準にして摂取不足、あるいは摂取過剰の状況を推定した。その結果は図47に示す。カルシウムは食事摂取基準で目安量が策定されたが、例年の国民栄養調査結果はこの量を下回っているため、目安量より低い目標量が策定されたのである。しかし、この量にも男女とも70％以上の者が達していない。

食塩は過剰摂取が指摘され成人男性：10g/日、成人女性：8g/日という目標量が設定されているが70％程度の者がこの数値をクリアしていない。カリウムの目安量はカリウムを全く含まない食事をしていても体外に失われるカリウム量（尿、大便、発汗、皮膚の脱落など）を基準に設定されている。これより低い摂取量の者の比率は成人男性38％、成

図47　ミネラル摂取量が目標量に達しない者の比率（％）

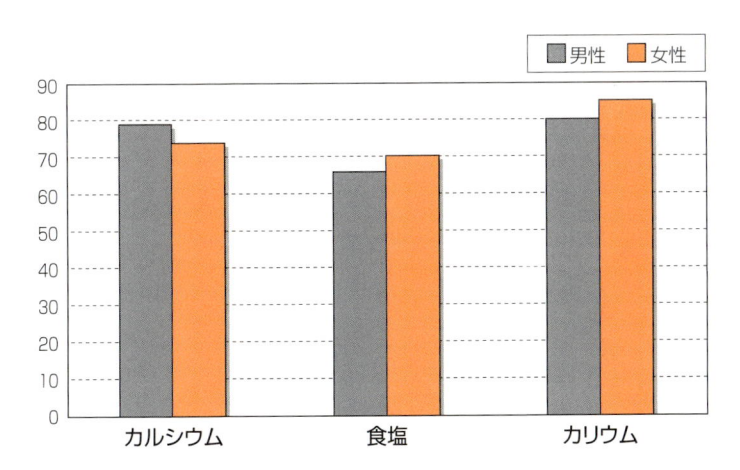

摂取量：平成15年国民健康・栄養調査,対象年齢30～49歳,目標量：カルシウム,カリウム（摂取量を増加させる）,食塩（摂取量を減少させる）目標：日本人の食事摂取基準(2005年版)

人女性27％であるが，後述するようにナトリウムとのバランスの関係で高血圧の予防を目的としたカリウム目標量が別に設定されている。図47はこの目標量に達していない者の比率を示したもので80％以上の者がクリアできていない。

リンも30〜49歳の男女では目安量に達していない者が50％程度存在する。

2 バランスの意義とミネラルのバランス

近年，バランスをとるという言葉が健康を保つための方策としてよく用いられる。たとえば「栄養と運動と休養のバランスをとる」「バランスのよい食事をしよう」などである。元来，バランスという言葉は天秤とか平衡をとるという意味をもつ英語で，同じ性質を有し，比較することができる複数の物質を比較するときに用いる言葉である。したがって，比較することのできない「栄養と運動のバランスをとる」とか栄養素でも，漠然と「栄養のバランスをとる」などといわれても，一般のヒトは実生活でどのように対応すればよいのかわからないと思う。安易なバランスという言葉の濫用は混乱のもととなる。

微量栄養素に属するビタミン，ミネラルは多種類の栄養素からなっているが，とくにバランスをとる必要がある栄養素は類似した性質を有する複数の栄養素になる。すなわち微量栄養素は生体内で主として蛋白質などの高分子物質と結合して存在しているが，この生体に存在する高分子で，微量栄養素が結合することにより生理活性を示すものをレセプターと総称する。そして，化学的性質の類似した2種類の微量栄養素は吸収，輸送，代謝，酵素活性の発現など，種々な機能を有するレセプターを共用すると考えられる。

図48に示すように栄養素Aのレセプターに化学的に類似した性質を有する栄養素Bが結合すると，栄養素Bでも生理活性を示すことがある。そうすると，栄養素Bは栄養素Aの代替作用をもつといえる。一方，栄養素Bが結合したのでは生理活性を示さない場合もある。そうす

図48　レセプターと微量栄養素のバランス

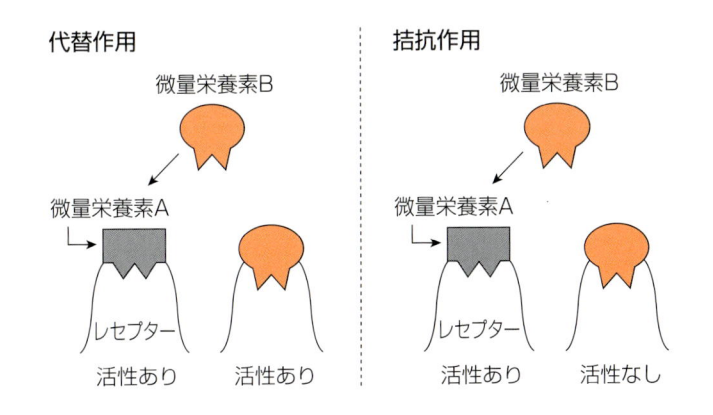

代替作用　　　　　　　　｜　　拮抗作用

微量栄養素B　　　　　　　　　微量栄養素B

微量栄養素A　　　　　　　　　微量栄養素A

レセプター　　レセプター　　　レセプター　　レセプター

活性あり　　活性あり　　　　活性あり　　活性なし

ると，レセプターは栄養素Bにより占められているから，栄養素Aはレセプターに結合できず，排泄されてしまう。この場合は拮抗作用を示すことになる。類似した微量栄養素は代替，拮抗の相反する機構を有することを考えてバランスをとらなければならない。

　これまで述べてきたビタミンには脂溶性ビタミン4種類と水溶性ビタミン9種類があるが，各々構造，化学的性質，生理作用は異なり，レセプターを共用する代替，拮抗作用はないと思われる。しかし，ひとつの物質代謝の過程に種々のビタミンが関与している場合が多いので，この意味で適正なバランスをとる必要がある。

　ミネラルのバランスについては周期律表を考慮する必要がある。ロシアの化学者メンデレーエフは元素を原子量の順に並べると8番目ごとに性質の類似した元素が出てくることを発見し周期律表を作った。したがって，周期律表で縦に並んでいるミネラルは性質が類似していることが多いのである。また，遷移元素については縦の類似より横の類似の方が強い場合がある。この関係と種々のデータから考えて，食事摂取の際にミネラルバランスとしてはナトリウム・カリウム，カルシウム・マグネシウムと亜鉛・銅の3つについて考慮する必要がある。

①ナトリウムとカリウムのバランス

　両ミネラルはアルカリ元素に属し，性質が類似しているため種々なレセプター（受容体）を共用し，ある時は代替作用，またある時は拮抗作用を示す。両者とも体液浸透圧の維持，酸・塩基平衡の維持，細胞外液量の調節と機能が類似している。異なる点はナトリウムが細胞外液の主要な陽イオンとして細胞外液量を増加させるのに対して，カリウムは細胞内の主要な陽イオンであり，細胞外液量を減少するように働いている。ナトリウムとカリウムの摂取比率は重量比で1：1程度が適切であると考えられるが，平成15年の国民健康・栄養調査で全調査対象者の平均値ではナトリウム/カリウム比は1.86となっており，ナトリウムが過剰である。図49に平成15年国民健康・栄養調査における性・年齢階級別ナトリウム/カリウム摂取比率を示す。一般に男性の方がこの比率が高く，成人の年齢層が高い傾向がある。

図49　年齢階級別ナトリウム／カリウム摂取比率（重量比）

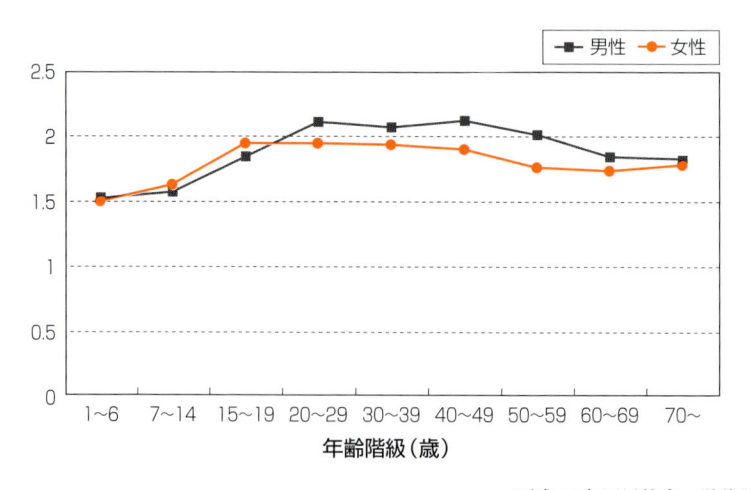

平成15年国民健康・栄養調査

②カルシウムとマグネシウムのバランス

カルシウムとマグネシウムはアルカリ土類元素に属し，性質が類似しており，レセプターを共用することにより代替作用や拮抗作用を示すため，バランスを考えて摂取しなければならないミネラルである．しかし，主要な栄養生理学的な機能は両者で異なっている．

カルシウム・マグネシウムの摂取比率についてKarppanen[45]は経済協力開発機構（OECD）の国を対象に食事中に含まれるカルシウム量に対するマグネシウム量の比率（Ca/Mg比）と虚血性心疾患死亡率を国別に比較した結果を報告した．フィンランド，アメリカ，オランダなどこの比が高い国は虚血性心疾患による死亡率が高く，日本，ユーゴスラビア，ギリシアなどこの比の低い国は虚血性心疾患による死亡率が低いという順相関があることを示している（図50）．この他にもカルシウムとマグネシウムの関係については多くの研究があり，成人では重量比にしてカルシウム/マグネシウム＝2程度が適切と考えられている．平成15年の国民健康・栄養調査で全調査対象者の平均値で，この比は2.13となって

図50 虚血性心疾患と食事中カルシウム・マグネシウム比の関係

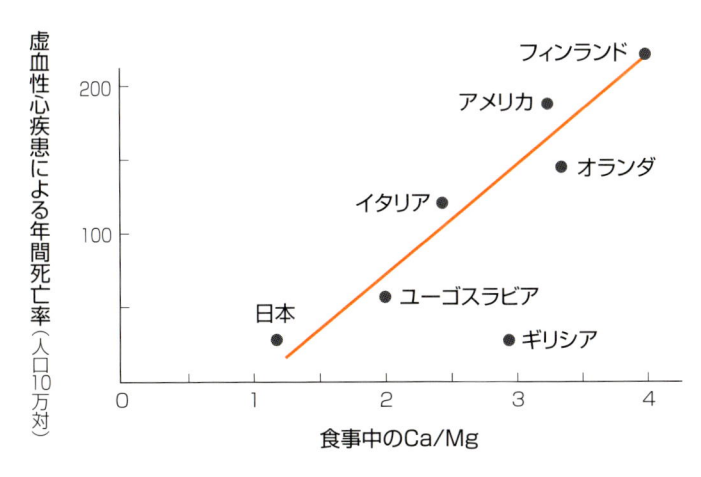

（資料）Karppanen H, et al: Adv.Cardiol 25:9, 1978.

おり比率としては適切である。図51に国民健康・栄養調査におけるカルシウム/マグネシウム摂取比率を示す。若い年齢層で高いのは骨の発育にカルシウムがより多く必要なためで，摂取比率は全般的に適切な摂取と考えられる。女性の方が男性より摂取比率が高い。

図51　年齢階級別カルシウム/マグネシウム摂取比率（重量比）

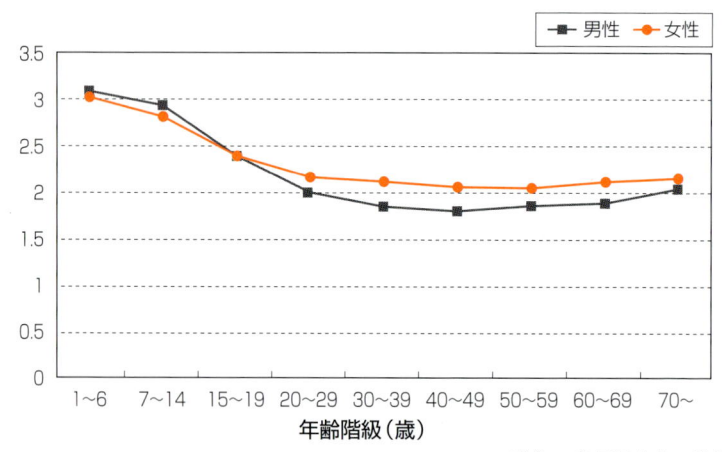

平成15年国民健康・栄養調査

③亜鉛と銅のバランス

周期律表で銅は11族，亜鉛は12族に属し，横に並んでいる。そして両者とも遷移元素で，レセプターを共用する可能性がある。動物実験で過剰の亜鉛を与えると銅欠乏症が起こることが突き止められている。ヒトでは鎌状赤血球貧血（赤血球中のヘモグロビンが重合して鎌状になる先天性疾患）患者は亜鉛欠乏になりやすいため，9か月間亜鉛を大量に与えた結果，血清銅濃度が低下し，貧血が悪化し，足や背中に痛みが出た。そこで，銅を与えると血清銅濃度は正常になり，貧血や症状も改善したという報告[46]がある。亜鉛を過剰に与えると貧血が発生するという多くの報告があるが，これらは銅欠乏によるものと推測できる。過剰の亜鉛は銅の腸管吸収を阻害する作用があると考えられる。亜鉛が多くて銅が少ないと循環器疾患になるという報告もあるが，機構は明確にはな

っていない。亜鉛のサプリメント（50mg/日）を10週間摂取し続けると銅, 亜鉛-スーパーオキシドジスムターゼ（Cu, zn-SOD, 活性酸素除去酵素）の活性が低下することが報告されている[47]。この酵素は亜鉛も必要とするが, あまりにも亜鉛が過剰になると銅と酵素との結合が阻害されるのかも知れない。このように亜鉛が過剰で銅が欠乏になるという報告は多いがその逆に銅の過剰が亜鉛状態に影響を与えたという報告は少ない。

　銅と亜鉛の人体内の比率を見ると亜鉛/銅比：全身：27, 肝臓：17, 血液：4, 血清：1となっており, 血清以外は亜鉛が圧倒的に多い。血清のミネラルはすぐ使用される性質があり, 貯蔵量も銅は低いので, 銅は亜鉛より欠乏しやすいと考えられる。ちなみに食事摂取基準による30〜49歳の推定平均必要量も亜鉛が銅の男性13倍, 女性10倍となっている。2003（平成15）年度の同年齢の摂取量は男女とも亜鉛が銅の約7倍である。

3 栄養補助食品として考慮する意義のあるミネラル

1 ナトリウム

　ナトリウムは飲食物から主として食塩として摂取されるから, 栄養学的には食塩としてとり扱う場合が多い。ナトリウムの推定平均必要量はナトリウムを全く含まない食事をしていても大便, 尿, 皮膚などから失われる量（不可避ナトリウム損失量）を基準にして算定され成人で600mg（食塩：1.5g)/日とされた。しかし, この量より摂取量が低い者の比率は1％以下である。

　ナトリウムの慢性的な過剰摂取は高血圧の誘因になる。集団を対象にした疫学研究では食塩摂取量が多い地域では高血圧や脳卒中が多発するという多くの報告がある。これにはレニン・アンギオテンシン・アルドステロン系という体内に流れている血液量（循環血液量）, 血管の抵抗力, 血管収縮などにより血圧を調節するホルモン群の共同作用が働いている。このホルモン群は腎臓尿細管からナトリウムの再吸収を促進し,

体内ナトリウム量を増加させ，それが水分貯留をもたらし，細胞外液量を増加させる。

食塩の食事摂取基準を表37に示す。ナトリウムに換算する場合は1/2.54を掛けるとよい。目標量はこの数値未満を目標とするという意味である。

2003（平成15）年の国民健康・栄養調査によると全国平均値で4,389mgのナトリウム（食塩として11.2g，推定平均必要量の7.3倍）を摂取しており，過剰である。

表38に食品中食塩量を示す。図52に食品群別食塩（ナトリウム）摂

表37　食塩の食事摂取基準（g/日）

年齢（歳）	男性 推定平均必要量	男性 目安量	男性 目標量（未満）	女性 推定平均必要量	女性 目安量	女性 目標量（未満）
0〜5（月）		0.25			0.25	
6〜11（月）		1.5			1.5	
1〜2			4			3
3〜5			5			5
6〜7			6			6
8〜9			7			7
10〜11			9			8
12〜14			10			8
15〜17			10			8
18〜29	1.5		10	1.5		8
30〜49	1.5		10	1.5		8
50〜69	1.5		10	1.5		8
70以上	1.5		10	1.5		8

表38　食品中食塩量（g/100g）

食品	量	食品	量
梅干	22.1	食パン	1.3
醤油	14.5	うなぎ蒲焼	1.3
いか塩辛	6.9	鶏卵	0.4
しらす干し	6.6	さば	0.4
米味噌	6.1	牛肉	0.1
たくあん	4.3	精白米	0.005
ケチャップ	3.3	ほうれんそう	0.005
塩せんべい	2.0	大豆	0.003

五訂増補食品成分表，他

図52 食品群別ナトリウム摂取比率

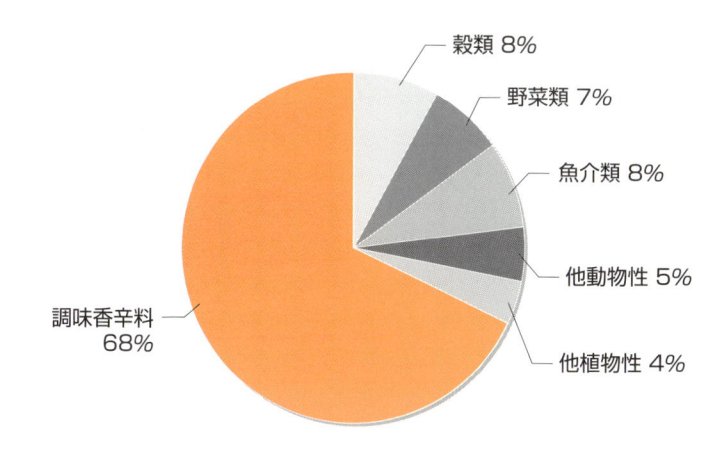

- 穀類 8%
- 野菜類 7%
- 魚介類 8%
- 他動物性 5%
- 他植物性 4%
- 調味香辛料 68%

平成15年国民健康・栄養調査

図53 食品群別カリウム摂取比率

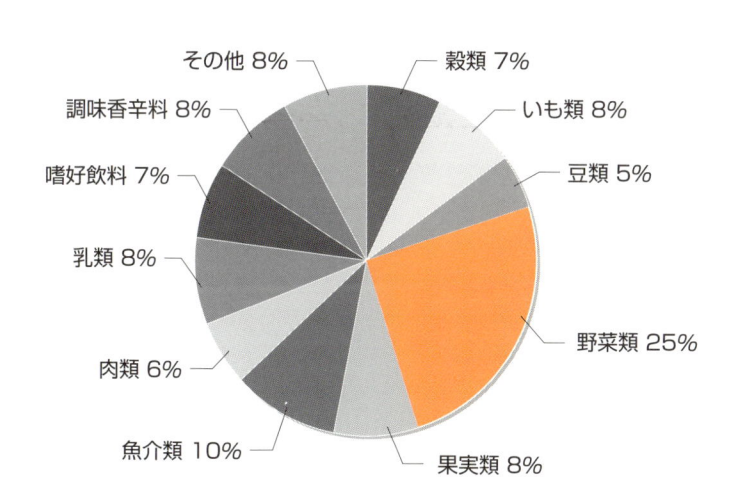

- その他 8%
- 穀類 7%
- いも類 8%
- 豆類 5%
- 野菜類 25%
- 果実類 8%
- 魚介類 10%
- 肉類 6%
- 乳類 8%
- 嗜好飲料 7%
- 調味香辛料 8%

平成15年国民健康・栄養調査

B-2章 ミネラル 107

取比率を示す。調味香辛料から 68 ％を摂取している。調味香辛料の中では醤油：35 ％，塩：21 ％，味噌：20 ％となっている。図53に示すようにカリウムの調味香辛料からの摂取は 7.8 ％に過ぎない。このような結果をみると，ナトリウム/カリウム比を低下させるもっとも良い方法は調味料を控えることである。したがって，減塩食品などは栄養補助食品の一部と考えてよいであろう。

2 カリウム

カリウムはナトリウムとの拮抗作用によりナトリウム過剰摂取による高血圧を抑制する作用がある。この作用は腎臓におけるナトリウムの再吸収を抑制し，尿中へのナトリウム排泄を促進し，ナトリウムの体内貯留量を減少させ，細胞外液量を低下させることによる。

カリウムの食事摂取基準を表39に示す。アメリカの高血圧合同委員会は高血圧の予防のために，1 日に 3,500mg を摂ることが望ましいことを示した[48]。
この数値でも，わが国の平均ナトリウム摂取量の重量より低いのであるが，現在の日本人の摂取量からは実現困難な値と考えられ，より低い目標量が設定された。1 日 3,500mg という数値は高血圧を予防するために望ましい摂取量とされ，食事摂取基準に記載されている。

前述のようにカリウムが目安量に達していない者の比率は 30 ～ 49 歳で 30 ％程度で，そのものの摂取状況はそれほど悪くないが，ナトリウムとのバランスを考えると摂取量を増加させることが健康増進につながるのである。

表40に食品中カリウム量，図53に食品群別カリウム摂取比率を示す。海藻類，野菜類，豆類，いも類に豊富である。ナトリウムとの比に着目すると，ほとんどの食品でカリウムの方が多い（重量比）。しかし，調味料を用いて加工するとナトリウムとカリウムの比が逆転する場合が多い。食品群ではとくにカリウム摂取量の多いものはなく，満遍なく摂取している。

表39 カリウムの食事摂取基準（mg/日）

年齢（歳）	男性 目安量	男性 生活習慣病予防の為の摂取量*	男性 目標量	女性 目安量	女性 生活習慣病予防の為の摂取量*	女性 目標量
0～5(月)	400			400		
6～11(月)	800			800		
1～2	800			800		
3～5	800			800		
6～7	1100			1000		
8～9	1200			1200		
10～11	1500			1400		
12～14	1900			1700		
15～17	2200			1600		
18～29	2000	3500	2800	1600	3500	2700
30～49	2000	3500	2900	1600	3500	2800
50～69	2000	3500	3100	1600	3500	3100
70以上	2000	3500	3000	1600	3500	2900
妊婦付加量 授乳婦付加量				0 370		

＊：生活習慣病予防の観点からみた望ましい摂取量

表40 食品中カリウム量（mg/100g）

干昆布	6100	馬鈴薯	410
インスタントコーヒー	3600	バナナ	360
切干大根	3200	いわし	310
唐辛子粉	2700	牛肉	280
抹茶	2700	玄米	230
大豆	1900	牛乳	150
ほうれんそう	690	鶏卵	130
納豆	660	精白米	88

五訂増補食品成分表

3 カルシウム

　カルシウムは1946（昭和21）年から国民栄養調査に取り上げられている。その当時は253mg/日という低摂取量であったが，しだいに増加し1970（昭和45）年に500mg/日を上回るようになった。しかし，その

後は横ばいを続け依然として平均値では必要量に達していない。カルシウム摂取量と骨密度の関係について複数の疫学研究を総括して分析するメタアナリシス法[49]によりカルシウム摂取量が多いと骨密度が高くなるという相関が認められている。

　骨は形成と吸収を繰り返しており，成長期には骨形成が骨吸収を上回り，15歳前後がもっとも骨密度が増加する時であり，とくにこの年代以降からカルシウム摂取量が低いのは問題であり，後年骨粗鬆症・骨折を招来する誘因となる。高齢になるとカルシウムの腸管吸収力が衰え，副甲状腺ホルモン（PTH）の機能が亢進し，骨からカルシウムを血液中に流出させ，骨量減少の誘因になる。したがって，カルシウムを補給しPTHの活性化を抑えることは骨粗鬆症の予防や悪化防止につながる。

　カルシウムの食事摂取基準はカルシウムの体内蓄積量に関するデータが推定平均必要量を算出する上に十分ではないと考えられたため，推奨量も策定されず，目安量が策定された。また，これまでの国民栄養調査結果からカルシウム摂取量は必要量に達していない者の比率が多いことから，目標量が設定されている。上限量はミルクアルカリ症候群（大量の牛乳と炭酸カルシウムを消化器潰瘍の治療のために与えると，高カルシウム血症，血液がアルカリ性に傾くアルカローシスになり，嘔吐，頭痛，昏睡などをきたし，腎臓や角膜など臓器にカルシウムが沈着する病気）の摂取量を基準にして決められた。表41にカルシウムの食事摂取基準を示す。身長がもっとも伸びる年齢は男性で13.3歳，女性は11.4歳である。カルシウムの蓄積量はそれより1年少々遅れて最大となる。したがって目安量は男性で15〜17歳，女性は10〜11歳が最大となっている[50]。高齢者はカルシウムの吸収率が低下しているため[51]，成人より目安量が高くなっている。さらに，従来は妊婦，授乳婦にはカルシウム付加量が設定されていたが，今回は両方とも0となっている。妊婦時は活性型ビタミンDやエストロゲンが増加し，腸管からのカルシウム吸収が増加するため目安量を摂取していればよいとされた。母乳中にカルシウムが移行するため付加量が必要とされていた授乳婦については母乳中のカルシウムは母体の骨のカルシウムに由来するもので，カルシウム

表41 カルシウムの食事摂取基準（mg/日）

年齢（歳）	男性 目安量	男性 目標量	男性 上限量	女性 目安量	女性 目標量	女性 上限量
0〜5(月)*	200			200		
6〜11(月)*	250			250		
1〜2	450	450		400	400	
3〜5	600	550		550	550	
6〜7	600	600		650	600	
8〜9	700	700		800	700	
10〜11	950	800		950	800	
12〜14	1000	900		850	750	
15〜17	1100	850		850	650	
18〜29	900	650	2300	700	600	2300
30〜49	650	600	2300	600	600	2300
50〜69	700	600	2300	700	600	2300
70以上	750	600	2300	650	600	2300
妊婦付加量				0		
授乳婦付加量				0		

＊母乳栄養児，人工栄養児は 0〜5（月）：300, 6〜11（月）：400

を多く摂取してもあまり母乳には移行しないことが明らかになったため，付加量は不要とされた。

表42 に食品中のカルシウム量，図54 に食品群別カルシウム摂取比率を示す。骨を一緒に食べる小魚類，乳製品，海藻類，緑色野菜にカルシウムは多く含まれる。食品群では乳類がもっとも多く，次いで野菜類，豆類，魚介類の順になっている。

栄養補助食品としての利用は低く1％程度であるが，カルシウムは大多数のヒトの摂取量が必要量（目標量）にはるかに及ばない現状では骨を正常に維持するためには栄養補助食品として摂取する意義はきわめて大きいと考えられる。

カルシウムには骨の構成成分となる作用以外に血液凝固，細胞内情報伝達作用を有しているが，これらの機能に影響を与える血液中のカルシウム濃度が低下するほどカルシウム欠乏になることはめったにない。ヒトではカルシウムの恒常性は強く維持されており，カルシウム摂取量が

表42　食品中カルシウム量（mg/100g）

干えび	7100	大根葉	260
いわし煮干	2200	しらうお	150
干ひじき	1400	牛乳	110
チーズ(パルメザン)	1300	わかめ（生）	100
脱脂粉乳	1100	鶏卵	51
唐辛子	490	人乳	27
抹茶	420	精白米	5
あゆ	270	牛肉	4

五訂増補食品成分表

図54　食品群別カルシウム摂取比率

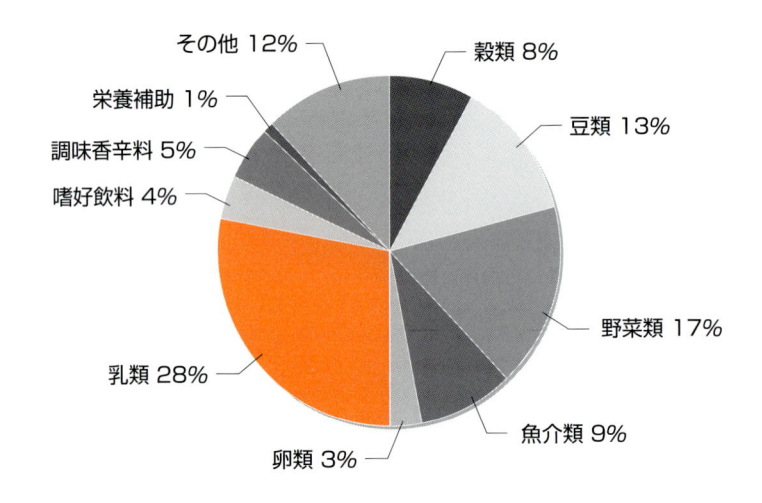

その他 12%
栄養補助 1%
調味香辛料 5%
嗜好飲料 4%
乳類 28%
卵類 3%
魚介類 9%
野菜類 17%
豆類 13%
穀類 8%

平成15年国民健康・栄養調査

　少々不足しても，骨という大きなカルシウム貯蔵庫から補給されるので，組織や臓器のカルシウムは容易に減少しない。恒常性が正常に機能しているかぎり，骨以外の疾患に対するカルシウムの効果を期待することはできない。カルシウムが不足するといらいらなど情緒不安定になるという説があり，怒りっぽい子供にカルシウムを与えるという話も出たこと

がある。確かに動物をカルシウム欠乏にすると興奮性が高まり，刺激に対して飛び上がるなどの過剰な反応を示すことがある。しかし，これは動物の血中カルシウム濃度が低下するような極度のカルシウム欠乏のときに起こる現象で，上述のようにヒトで血中カルシウム濃度が低下するほどの欠乏になるとは考えられない。動物実験で興奮性の高まるのはカルシウム欠乏だけではなく，他のミネラル類やビタミン類の欠乏でも見られる現象である。動物実験では極端な条件が設定できるから，ヒトにあてはめるときには，その点を考慮する必要がある。ましてや，高度の脳機能は人間と動物で最も異なる機能で，動物実験の結果を人間に適用する場合は慎重であるべきである。神経の興奮抑制などの機能を謳ってカルシウムを栄養補助食品として利用するためには，人間を対象にしたしっかりした研究により科学的根拠のあるデータを示す必要がある。

4 マグネシウム

　ATPaseというATP（アデノシン三リン酸）を分解する幾種類かの酵素によりヒトはエネルギーを得ている。この酵素はマグネシウムと結合したATPでなければ基質として利用できないのである。したがって，能動輸送などエネルギーを必要とする生体内反応はすべてマグネシウムを必要とする。

　近年，マグネシウムの欠乏が循環器疾患の誘因になるという作用が注目されている。前に述べたように，ヒトの細胞の内液と外液のミネラルの濃度は図55に示すように異なっている。ナトリウムとカルシウムは細胞外に多く，カリウムとマグネシウムは細胞内に多い。これが人工的な透析膜のような膜であったら，濃度勾配によってミネラルが移行する。透析療法の原理は血液と透析液を透析膜で仕切り，透析液には血液中の不要な成分の濃度は低くし，血液に入れたい成分の濃度は高くしておく。そうすると血液中の不要な成分は減少し，必要な成分は取り込まれるのである。ヒトの細胞でも同じように濃度勾配による流入，流出が行われているが，生体膜はATPaseのエネルギーによるポンプによりマグネシ

図55 主要なミネラルの細胞内外の分布

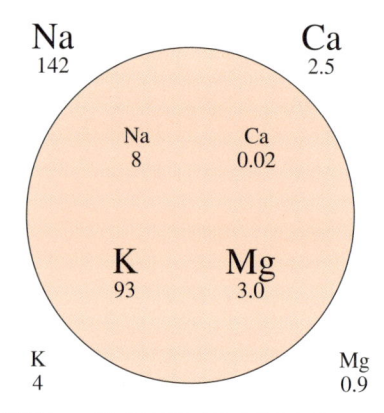

Na 142
Ca 2.5
Na 8
Ca 0.02
K 93
Mg 3.0
K 4
Mg 0.9

数値はμmol/ml（血球と血清中濃度を例にする）

ウム，カリウムを汲み入れ，ナトリウム，カルシウムを汲み出して，ミネラルのアンバランスの平衡を維持しているのである．マグネシウムが欠乏になるとMg-ATPが減少し，ATPase活性が低下するため，能動輸送の働きが弱くなり，細胞内にナトリウムやカリウムが流入してくる．とくに細胞内にカルシウムが増加すると細胞が収縮する．これが血管壁を構成している平滑筋細胞に起こると血管が収縮し細くなる．この現象が脳血管に起これば脳梗塞，心臓の冠状動脈に起これば心筋梗塞，全身の血管に起これば血圧上昇につながる．

　食事摂取基準のマグネシウムの推定平均必要量は日本[52]とアメリカ[53]で行われた出納試験（摂取栄養素の量を変化させて，体内に入った量と排出された量を測定し，摂取量が排泄量より多ければ正出納，少ない場合は負出納，同じ場合は零出納となる．零出納を保ちうるぎりぎりの摂取量が平衡維持量で必要量となる）の結果から，両者の平均値を取って4.5mg/kg体重/日を基準にして策定された．上限量は通常の食品から健康障害が発生したというデータはないので，下痢の発症を指標として通常の食品以外からの摂取のみの基準として設定された．栄養補助食品としては成人で350mg/日，小児で5mg/kg体重が上限量となる．表

表43にマグネシウムの食事摂取基準を示す。

表44に食品中マグネシウム量，図56に食品群別マグネシウム摂取比率を示す。マグネシウムは海藻類，ナッツ類，豆類などに多く含まれている。食品群では穀類，野菜類，豆類，魚介類が主たる摂取源となっている。調味香辛料では醤油，味噌から多く摂取している。

表43 マグネシウムの食事摂取基準（mg/日）

年齢（歳）	男性 推定平均必要量	男性 推奨量又は目安量	女性 推定平均必要量	女性 推奨量又は目安量
0～5(月)		21*		21*
6～11(月)		32*		32*
1～2	60	70	55	70
3～5	85	100	80	100
6～7	115	140	110	130
8～9	140	170	140	160
10～11	180	210	180	210
12～14	250	300	230	270
15～17	290	350	250	300
18～29	290	340	230	270
30～49	310	370	240	280
50～69	290	350	240	290
70以上	260	310	220	270
妊婦付加量			30	40
授乳婦付加量			0	0

＊付きは目安量である．　　食品以外の摂取上限量　（成人）350mg/日
　　　　　　　　　　　　　　　　　　　　　　　　（小児）5mg/kg体重/日

表44 食品中マグネシウム量（mg/100g）

干あおさ	3200	ほうれんそう	69
乾燥わかめ	1100	豆腐	44
干昆布	510	いわし	37
ごま	370	精白米	23
アーモンド	310	食パン	20
大豆	220	牛肉	19
玄米	110	鶏卵	11
納豆	100	牛乳	10

五訂増補食品成分表

図56 食品群別マグネシウム摂取比率

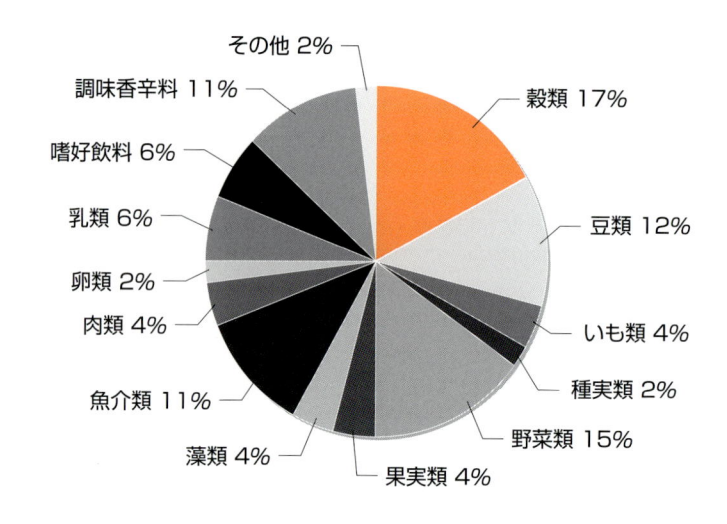

穀類 17%
豆類 12%
いも類 4%
種実類 2%
野菜類 15%
果実類 4%
藻類 4%
魚介類 11%
肉類 4%
卵類 2%
乳類 6%
嗜好飲料 6%
調味香辛料 11%
その他 2%

平成15年国民健康・栄養調査

　栄養補助食品からの摂取比率（0.04％）はまだきわめて低いが，マグネシウムの必要量に達していない者の比率は成人男子で74％，女子で59％以上も存在するので，その意味からも栄養補助食品の意義は大きい。

　上述のように，マグネシウムは血管壁細胞内へのカルシウムの流入を防ぎ，血管の狭窄化を防ぐカルシウム拮抗剤的な作用があるから，虚血性心疾患，脳梗塞などを予防するため成人では積極的に補給する必要があると思われる。マグネシウムはカルシウムに比較して骨の貯蔵量が低いため摂取不足はすぐに欠乏につながる点にも留意するべきである。

　食事摂取基準でも触れているようにマグネシウムを大量に摂取すると副作用として下痢を起こす場合がある。硫酸マグネシウムなどの吸収されにくい型のマグネシウムを内服すると浸透圧が高まるため，水分の吸収が阻害され，腸内容物は液状にとどまり，蠕動運動が亢進する。この作用を利用して便秘などの治療に緩下剤として処方される。

5 鉄

　人体内には必須性鉄化合物と貯蔵性鉄化合物がある。必須性鉄化合物は酸素運搬の役割を有しているヘモグロビン，ミオグロビン，チトクロームやフラビン酵素群のように酵素に含まれているものである。貯蔵性鉄化合物はフェリチン，ヘモジデリンなど蛋白質を含む高分子と結合して肝臓，脾臓，骨髄などに存在し，鉄が不足した場合に利用される。

　全身の鉄の3分の2がヘモグロビンとして赤血球に存在し，赤血球の寿命は約120日であるから，毎日120分の1の赤血球を補充するための鉄が必要となる。その量は20mg/日と計算されるが，ほとんどが再利用されるので外部から鉄を補給する量は少なくてもよい。鉄の喪失は胆汁を介する大便への排泄と剥離粘膜が主要なものである。尿中排泄量は微量である。

　鉄欠乏症が発生するのは長期間鉄摂取量が低い場合，月経過多，外傷，胃潰瘍などによる多量の出血がある場合，下痢などにより鉄の需要が大きく増加した場合などである。世界で多くの鉄欠乏者がみられるのは，鉄欠乏食を長期に摂り続けている人口が多いためである。

　鉄欠乏症は鉄欠乏性貧血である。赤血球の数が減り，赤血球自体も小さくなり形も変形してくる。ヘモグロビン量は低下するから血液中の酸素輸送能力が低下するため疲労しやすくなり，運動能力が減少し，低温状態で体温を維持する能力が失われる。リンパ球や好中球など白血球の機能も障害されるので免疫能力が低下し，感染症に罹りやすくなる。精神的にも異常が発生することがある。

　食事摂取基準では鉄の基本的損失量（0.9〜1.0mg/日）を求めたデータ[54]を基に，FAO/WHOが採用している15％という吸収率を参考に設定された。

　これにより前回（1999年）に策定された栄養所要量から大幅に数値が引き下げられた（成人男性：10mg→7.5mg，月経のある成人女性：12mg→10.5mg）。また，従来は12〜69歳は月経のある女性として所要量が策定されていたが，今回は月経のある女性とない女性を明確に分け

て，それぞれの推定平均必要量と推奨量が決められた．一方，上限量は鉄の過剰摂取がヘム鉄，非ヘム鉄サプリメントを摂取して便秘，胃腸障害など不定愁訴を訴えた者が増加したというデータや，鉄の長期間多量の摂取により鉄沈着症が発生したデータなどを参考に設定されている．表45に鉄の食事摂取基準を示す．

表46に食品中鉄量を示す．海藻類，種実類，豆類，肝臓に多い．食品群別鉄摂取比率を図57に示す．野菜類，豆類，穀類，魚介類などから同程度に摂っている．一般に動物性食品に含まれる鉄は吸収率が高く，植物性食品の鉄吸収率は低い．したがって，栄養学的価値は同等ではない．

栄養補助食品からの摂取は1％と低いが，鉄摂取量の分布から推定平均必要量に達しない者の比率を推定すると30〜49歳男性では35％であるが，女性の場合は月経のある必要量で算出すると76％という高率に

表45 鉄の食事摂取基準（mg/日）

年齢（歳）	男性 推定平均必要量	男性 推奨量 目安量*	男性 上限量	女性 月経なし 推定平均必要量	女性 月経なし 推奨量 目安量*	女性 月経あり 推定平均必要量	女性 月経あり 推奨量 目安量*	女性 上限量
0〜5(月)		0.4*			0.4*			
6〜11(月)	4.5	6.0		4.0	5.5			
1〜2	4.0	5.5	25	3.5	5.0			20
3〜5	3.5	5.0	25	3.5	5.0			25
6〜7	5.0	6.5	30	4.5	6.0			30
8〜9	6.5	9.0	35	6.0	8.5			35
10〜11	7.5	10.0	35	6.5	9.0	9.5	13.0	35
12〜14	8.5	11.5	50	6.5	9.0	9.5	13.5	45
15〜17	9.0	10.5	45	6.0	7.5	9.0	11.0	40
18〜29	6.5	7.5	50	5.5	6.5	9.0	10.5	40
30〜49	6.5	7.5	55	5.5	6.5	9.0	10.5	40
50〜69	6.0	7.5	50	5.5	6.5	9.0	10.5	45
70以上	5.5	6.5	45	5.0	6.0			40
妊婦付加量				11.0	13.0			
授乳婦付加量				2.0	2.5			

＊：母乳栄養児の目安量，人工栄養児の目安量：7.7mg/日

表46 食品中鉄量（mg/100g）

青海苔	74.8	パセリ	7.5
ひじき	55.0	黒砂糖	4.7
きくらげ（乾）	35.2	玄米	2.1
胡椒	20.0	ほうれんそう	2.0
抹茶	17.0	鶏卵	1.8
豚肝臓	13.0	さんま	1.4
ごま	9.6	食パン	0.6
大豆	9.4		

五訂増補食品成分表

図57 食品群別鉄摂取比率

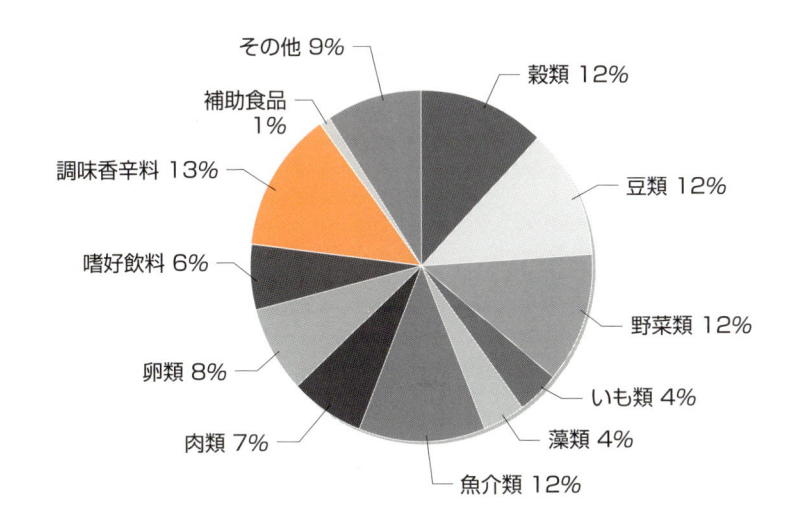

その他 9%
補助食品 1%
調味香辛料 13%
嗜好飲料 6%
卵類 8%
肉類 7%
魚介類 12%
藻類 4%
いも類 4%
野菜類 12%
豆類 12%
穀類 12%

平成15年国民健康・栄養調査

なる。もし月経が無い女性の必要量で算出すると25％と比率が低くなる。成人女性では月経が鉄栄養状態に大きな影響を及ぼしていることを示している。鉄摂取量が十分でないことがわが国で貧血の者（血色素量低値の者）が男性：29.9％，女性：21.7％存在することの主要な原因であろう（平成15年度国民健康・栄養調査）。サプリメントとして摂取する意義も高い。

6 亜 鉛

　亜鉛はおそらく最も多種類の酵素に含まれている微量元素であろう。特にDNAポリメラーゼ，RNAポリメラーゼの活性中心となるため，組織の再生，修復に関与し，欠乏することにより創傷治癒の遅延，発育障害，皮膚炎などを起こす。免疫の保持作用，抗酸化作用なども有しているから欠乏にならないよう補給する必要がある。褥瘡は寝たきり者の組織が圧迫による血行障害を起こし，壊死となり潰瘍を生じる疾患で，患者の苦痛は激しくQOLは著しく低下する。田中ら[55]は65歳以上の寝たきり老人を褥瘡の有無により2群に分け亜鉛に関する調査を実施している。その結果，亜鉛の摂取量は両群とも必要量より低かったが，褥瘡群のほうが褥瘡を有しない群よりむしろ高かった。しかし，血清中亜鉛濃度を測定すると褥瘡群が非褥瘡群より有意に低く亜鉛の利用効率が低下していることが示唆された。寝たきり者は微量元素の利用能が低下している可能性があるから褥瘡の発生予防のために亜鉛などの微量元素を十分に補給する必要がある。

　富田[56]は25年間5000例におよぶ味覚障害患者の診療経験から日本人に味覚異常患者が年々増加していること，その70％が亜鉛欠乏が主因であることを記載している。味覚の受容体である味蕾の機能保全に亜鉛が大量に必要であり，日本人の食生活で亜鉛が不足していることと高齢化に伴う生活習慣病の治療に亜鉛をキレートして利用できなくする薬剤（亜鉛と結合して作用を障害する薬剤）が多量に使用されていることが味覚異常の増加する原因であると述べている。なお，味覚異常の治療には亜鉛内服療法がきわめて有効である。

　食事摂取基準に関しては1999年の亜鉛所要量は経静脈栄養患者で血漿亜鉛値を正常に維持する量[57]を基準として決められたが，今回の改定ではアメリカ，カナダの食事摂取基準で採用された複数の出納試験の結果[58]を参考に推定平均必要量が策定された。その結果，従来の栄養所要量（30～49歳男性：12mg，女性：10mg）に比較して所要量に相当する推奨量（30～49歳男性：9mg，女性：7mg）は低く設定されるこ

とになった。上限量は亜鉛のサプリメントを継続使用して，銅含有SOD酵素の活性が低下する報告[46]などを参考に策定された。表47に亜鉛の食事摂取基準を示す。

表48に食品中亜鉛量を示す。牡蠣（かき）に多量に含まれているが，種実類，貝類，穀類，肉類に多く，野菜や果物には少ない。図58に食

表47 亜鉛の食事摂取基準（mg/日）

年齢（歳）	男性 推定平均必要量	男性 推奨量目安量*	男性 上限量	女性 推定平均必要量	女性 推奨量目安量*	女性 上限量
0〜5（月）		2*			2*	
6〜11（月）		3*			3*	
1〜2	4	4		3	4	
3〜5	5	6		5	6	
6〜7	5	6		5	6	
8〜9	6	7		5	6	
10〜11	6	8		6	7	
12〜14	7	9		6	7	
15〜17	8	10		6	7	
18〜29	8	9	30	6	7	30
30〜49	8	9	30	6	7	30
50〜69	8	9	30	6	7	30
70以上	7		30	6	7	30
妊婦付加量					3	
授乳婦付加量					3	

＊：人工栄養児の0〜5（月）目安量は3mg/日

表48 食品中亜鉛量（mg/100g）

牡蠣（かき）	13.2	大豆	3.2
鰹塩辛	11.8	玄米	1.8
ココア	7.0	鶏卵	1.3
抹茶	6.3	いわし	1.1
ごま	5.5	食パン	0.8
牛肉	5.0	豆腐	0.6
牛肝臓	3.8	牛乳	0.4
焼き海苔	3.6		

五訂増補食品成分表

図58 食品群別亜鉛摂取比率

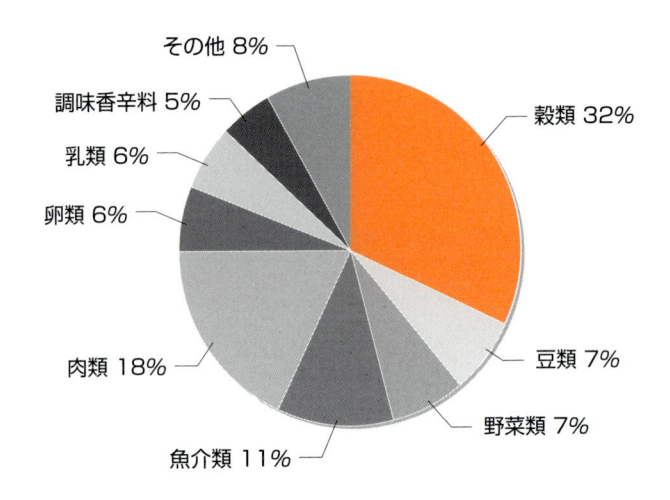

その他 8%
調味香辛料 5%
乳類 6%
卵類 6%
肉類 18%
魚介類 11%
野菜類 7%
豆類 7%
穀類 32%

平成15年国民健康・栄養調査

品群別亜鉛摂取比率を示す。穀類,肉類,魚介類からの摂取が多い。

2003(平成15)年国民健康・栄養調査による亜鉛の推定平均必要量に達していない者の比率は30〜49歳男性で33％,女性で25％と高い比率ではないが,上記のように種々な機能を有しているから,栄養補助食品により亜鉛を補給することは有意義であろう。

7 銅

銅は紀元前8000年から人類に利用されてきた金属であるが,地殻や海水中の存在量は高くないし,人体内にも鉄や亜鉛よりはるかに少ない量しか存在しない。

前述のように銅は亜鉛とのバランスを保持する必要がある。Cu-Znスーパーオキシドジスムターゼは1分子の銅と1分子の亜鉛を含み抗酸化作用を有する。また,銅は鉄の輸送を助ける作用があり,銅欠乏により鉄欠乏性貧血が発生する。

銅の必要量は今回の改訂で前回の食事摂取基準から大きく低下した。1999年の18〜69歳の栄養所要量は男性：1.8mg/日，女性：1.6mg/日であったが2005年の推奨量は男性：0.8mg/日，女性：0.7mg/日と半分以下になった。これはWHOやアメリカの推奨してきた値の根拠となった論文[59]の精度が十分でないという意見もあり，安定同位元素の銅を使用した論文[60]で銅の摂取量が低い場合は腸管吸収率が上昇し，従来考えられていたより少量でも銅欠乏にはならないことが判明し2001年のアメリカ/カナダ食事摂取基準で数値が見直されたことに準じた結果である。銅は毒性の低いミネラルで毎日10mgの銅をサプリメントとして摂取しても異常が見られなかったという報告[61]があり，これが上限量とされた。表49に銅の食事摂取基準を示す。

表50に食品中銅量を，図59に食品群別銅摂取比率を示す。肝臓，ココア，牡蠣（かき）などに多く含まれている。精白米にも銅は比較的多く含まれている。食品群別では主な摂取源は穀類で，魚介類，豆類，野

表49 銅の食事摂取基準（mg/日）

年齢（歳）	男性 推定平均必要量	男性 推奨量目安量*	男性 上限量	女性 推定平均必要量	女性 推奨量目安量*	女性 上限量
0〜5(月)		0.3*			0.3*	
6〜11(月)		0.3*			0.3*	
1〜2	0.2	0.3		0.2	0.3	
3〜5	0.3	0.4		0.3	0.3	
6〜7	0.3	0.4		0.3	0.4	
8〜9	0.4	0.5		0.4	0.5	
10〜11	0.5	0.6		0.5	0.6	
12〜14	0.6	0.8		0.6	0.7	
15〜17	0.7	0.9		0.5	0.7	
18〜29	0.6	0.8	10	0.5	0.7	10
30〜49	0.6	0.8	10	0.6	0.7	10
50〜69	0.6	0.8	10	0.6	0.7	10
70以上	0.6	0.8	10	0.5	0.7	10
妊婦付加量				0.1	0.1	
授乳婦付加量				0.5	0.6	

*付きは目安量である．

表50 食品中銅量（mg/100g）

牛肝臓	5.30	精白米	0.22
ココア	3.80	いわし	0.14
ごま	1.66	ほうれんそう	0.11
胡椒	1.20	食パン	0.11
するめ	0.99	鶏卵	0.08
大豆	0.98	牛肉	0.07
牡蠣（かき）	0.89	牛乳	0.01
焼き海苔	0.55		

五訂増補食品成分表

図59 食品群別銅摂取比率

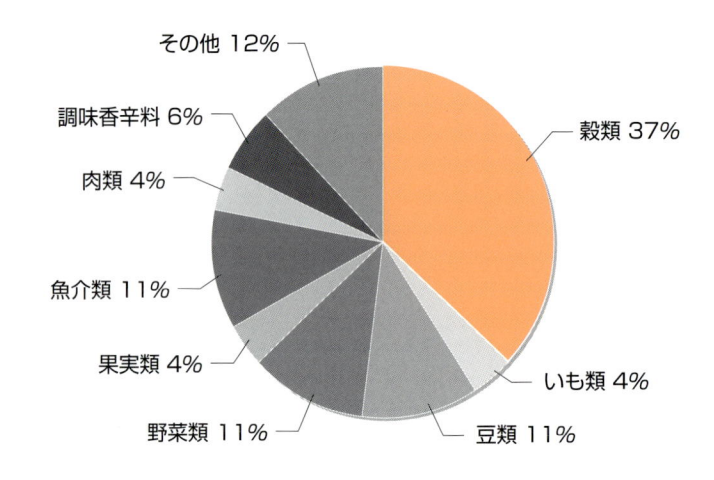

- その他 12%
- 調味香辛料 6%
- 肉類 4%
- 魚介類 11%
- 果実類 4%
- 野菜類 11%
- 豆類 11%
- いも類 4%
- 穀類 37%

平成15年国民健康・栄養調査

菜類がこれに次いでいる。

　国民健康・栄養調査の銅摂取量を推定平均必要量に適用して必要量に達していない者の比率を算出すると，30〜49歳男性で4％，女性で7％と低い比率である。この点から考えるとあまり銅の栄養補助食品を摂る意義は多くないが，前述の亜鉛：銅摂取比率を適正に保つためには銅の摂取が必要のように思われる。亜鉛も銅も毒性の低いミネラルであ

るから，亜鉛・銅比率を厳密に守るよりも，両微量元素を多量に摂れば，ホメオスタシスが働き体内の摂取比率はおのずから適正になるであろう。

銅には殺菌，消炎，腐食作用があり，硫酸銅など銅化合物は粘膜炎，皮膚炎やトラコーマ，水虫など，かび感染症の治療に外用薬として用いられる。

8 クロム

クロム含有耐糖因子はビール酵母や動物肝臓などに含まれている糖尿病に対して治療効果がある有効成分である。クロムを含有する低分子の有機物であるが，構造は未定である。糖尿病患者に投与すると耐糖能とインスリン分泌の改善が認められる。機構はインスリンに関係したものと考えられているが，それ自体にはインスリン作用はない。無機クロムにも耐糖作用があるとの報告があるが，クロム含有耐糖因子より弱いとされている。クロムは食事摂取基準は決められているが，国民健康・栄養調査の対象にはなっていない。

9 セレン

セレンは過酸化脂質を分解する酵素グルメチオン・ペルオキシダーゼの構成成分（活性中心）となっている。すなわちセレンは酸化障害に対する主要な生体の防御反応の一つであり，老化を防止する作用があるといえる（☞42ページ参照）。

Ge ら[62)]はセレン欠乏マウスに毒性のあるコクサッキーウイルスを接種するとセレン非欠乏マウスに比較して心筋障害が重症化することを報告している。さらに，無毒のコクサッキーウイルス株をセレン欠乏マウスに接種すると無毒株が有毒株に変換することも見出している。セレン欠乏により酸化ストレスが増大し，それが免疫力を低下させると同時に，ウイルス自体の突然変異も起こすとされている。中国で多発した心筋障

害である克山病はセレン欠乏によることが解明されたが、克山病患者の組織からコクサッキーウイルス有毒株が多数検出されているから、克山病の発生にこのような機構が関与している可能性が考えられる。なお，セレンは栄養所要量，許容上限摂取量が策定されているが，食品成分表に記載はなく，国民健康・栄養調査の対象にはなっていない。

10 リチウム

　リチウムは動物実験で必須性が証明されたミネラルであるが，栄養所要量は策定されていない。Schrauzerら[63]はアメリカTexasにおいて飲料水中のリチウム濃度が低い地域と高い地域において10年間にわたり殺人，強盗，窃盗などの犯罪行為や自殺の発生率を調べたところ，自殺や犯罪行為の大部分が低リチウム地域で有意に高いことを見出した。また，彼らは犯罪者の頭髪中のリチウム濃度を測定すると，対照に比較して有意に低いことも報告している[64]。小野ら[65]は低リチウム食で飼育したラットやマウスが異常行動を示し，リチウムを添加すると解消すること，日本人のリチウム摂取量を推定すると低いレベルにあることを見出している。リチウムは50年以上も前から躁病の治療薬として利用されていることを考えると，犯罪が増加している現在のわが国において代替医療として考えてもよいミネラルであると思われる。

11 バナジウム

　バナジウムは*in vitro*（試験管内の）実験によってインスリン様の作用を有することが解明されている。ストレプトゾトシンという糖尿病を起こす薬剤を与えて糖尿病になったラットにバナジウムを与えると血糖値が下がり，耐糖能も正常化するという多くの報告がある。これはバナジウムのグルコース利用促進作用によるものと考えられている[66]。

12 薬剤に用いられるその他のミネラル[67]

　白金錯体であるシスプラチンは睾丸，前立腺，卵巣など生殖器がんや腎臓がんに有効で医薬品として用いられている。金剤はリウマチの治療に用いられる。いずれも副作用は強い。銀イオンは殺菌作用，蛋白変性作用があり，銀剤は点眼薬，口内炎治療，火傷・皮膚疾患の治療に用いられる。水銀イオンは殺菌作用，収斂作用があり創傷の治療に用いられる。水銀が含まれているマーキュロクロム（赤チン）は局方に収載されている。

3章 食物繊維

1 食物繊維とは（定義の変遷）

　食物繊維（dietary fiber）とは元来「人の消化酵素で分解されない植物細胞壁成分」と定義されていた。繊維を摂ると便が軟らかくなることは古代ギリシア時代から知られていたが，当初は栄養的な作用はもたず，多量に摂取すると消化管に負担を与えるのでむしろ有害であると考えられていた。1971年，バーキット[68]が食物繊維が大腸がんの発生を防止するという「繊維仮説」を提起してから，繊維の健康に及ぼす機能が注目され，多くの研究の結果，その摂取の重要性が認識されるようになった。

　従来は植物の細胞膜成分と定義されていたが，研究が進むにつれて，動物由来の難消化性成分の中にも植物成分と同様な生理的効果を有するものもあることがわかってきた。そこで，現在では「ヒトの消化酵素では加水分解されない食品中の難消化性成分の総体」という定義[69]が五訂食品成分表でも，今回改定された食事摂取基準でも用いられており一般に受け入れられる定義になったと考えられる。主要成分は炭水化物であるが，一部炭水化物でない物質も含まれる。

2 食物繊維の種類

　食物繊維は水に対する溶解性から，セルロース，ヘミセルロースなどの水に溶けない不溶性食物繊維（insoluble dietary fiber：IDF）とペクチン，ガム質などの水に溶ける水溶性食物繊維（soluble dietary fiber：SDF）に分けられる。これらは水に対する溶解性が異なるだけでなく，物理学的性質，摂取後の消化管内での挙動，生理作用も大きく異なり，これを区別することは栄養学的にも重要なものとなっている。表51に主な食物繊維の概要を示す。

表51 主な食物繊維の概要

	種類	概要	所在
不溶性 IDF	セルロース	グルコースが多数結合した鎖状高分子	植物細胞膜
	ヘミセルロース	セルロースと異なる高分子でペントースが多い	植物細胞膜
	不溶性ペクチン	ガラクツロン酸の重合体，ペクニチン酸など	未熟野菜・果実
	リグニン	木質素．芳香族炭化水素重合体で食品には少ない	乾燥木材の20％以上
	キチン	アミノ糖の重合体	甲殻類，きのこ
	キトサン	キチンの脱アセチル化したもの．弱酸性で可溶	甲殻類，きのこ
水溶性 SDF	水溶性ペクチン	果実などが成熟しペクチン酸，ガラクツロン酸に変化	成熟野菜・果実
	植物ガム	粘着性のあるコロイド的な高分子多糖類	樹木・種子
	マンナン	マンノースを主成分とする多糖類の総称	こんにゃく，植物
	海藻多糖類	寒天（てんぐさ）アルギン酸（昆布）など多糖類	褐藻類，紅藻類
	化学修飾多糖類	セルロース誘導体（カルボキシメチルセルロース）	アイスクリーム
	化学合成多糖類	ポリデキストロースなど	繊維入り飲料

3 食物繊維のエネルギー

　食物繊維はヒトの消化酵素で分解されず大腸に到達し，そこで一部は大腸で腸内細菌により発酵をうけて，繊維の種類によってはかなり分解される。発酵の分解産物として短鎖脂肪酸である酪酸やプロピオン酸などがある。また，炭酸ガス，水素，メタンなどが腸内ガスになる。これらの成分は腸管に刺激を与えたりする他，一部はエネルギーとしても利用される。食事摂取基準では食物繊維1g当たりのエネルギーは0〜2kcalの範囲[70]と見積もっており，1日20gの食物繊維を摂ってもエネルギー量は最大40kcal程度（総エネルギー摂取量の1〜2％）に過ぎないので実生活上は無視できる量であるとされた。

4 食物繊維の定量法

　現在，公式に用いられている食物繊維の定量法はまず，食品試料に脱脂操作を行い脂肪を除去し，糖質分解酵素と蛋白質分解酵素を反応させ，残った有機成分の量を測定するものである。五訂日本食品標準成分表の食物繊維量もこの方法で測定されている。

5 食物繊維の物理化学的性質

　不溶性食物繊維（IDF）と水溶性食物繊維（SDF）とでは機能が異なることには次の物理化学的性質が関係している。

1 保水性

　保水性は一定量の食物繊維がその組織の中にどれだけの水を含むことができるかを示す性質である。食物繊維の種類によって異なるし，同じ食物繊維でも分子構造や立体構造，繊維分子の大きさによっても異なってくる。保水性が高い食物繊維では，その高分子構造の間隙に水が浸透して食物繊維粒子は膨潤して体積が増加する。とくにIDFはそうした傾向が著しい。一方，SDFでもペクチンなどは水を取り入れて大きくなる。

2 粘稠性

　ペクチンやカラギーナンのようなSDFは水を含むときわめて粘度の高い溶液になる性質をもっている。この高い粘稠性のために腸内での栄養素の拡散を妨げることが，食物繊維の生理機能（良い面と悪い面があるが）に結びついてくる。

6 食物繊維の生理機能

1 消化管における機能

　食物繊維の多い食物を摂取すると，胃液と唾液によって胃の内容物が増し満腹感がもたらされる。食べる量が減り，エネルギーの過剰摂取が防げる。次いで胃から小腸への食物の移動速度が遅くなり，吸収速度を遅らせる効果がある。食物繊維は消化管内で吸水して膨張し体積を増すため，摂取した栄養素が希釈されることになる。粘稠性をもったSDFは，消化管内で栄養素の拡散を抑制し，コレステロールや胆汁酸のような物質を吸着する。このような効果が重なって結果的に栄養素の吸収が遅くなる。

　大腸では食物を摂取してから消化吸収されなかった食物が排泄されるまでの時間，すなわち食物の消化管の通過時間が短くなるとともに，便の量が増加する。セルロースのようなIDFは便重量を著しく増加させるのに対して，ペクチンやガム質などのSDFはその効果が小さい。

　さらに，食物繊維摂取によって，腸内細菌の増殖が盛んになるとともに腸内細菌叢が変わる。便の固形物の約50％は細菌であるから，細菌の増殖が盛んになると便の容積も増える。SDFは細菌による発酵の基質として使われる。発酵によって生成する酢酸やプロピオン酸は大腸から吸収され，一部エネルギー源にもなっている。また，これらは大腸に刺激を与えて，排便を促す作用ももっている。こうしたさまざまな効果が一体となって，食物繊維の摂取は便秘の予防に効果を発揮する。

　西欧諸国で大腸憩室や静脈瘤や痔が多いのは，食物繊維の摂取量が少ないから大腸内での未消化食物の滞留時間が長くなり，水分が過度に吸収され，その結果便が硬くなり，体積が縮小して，排泄が困難になるためである。習慣的に排便に腹圧がかかることが大腸憩室などの原因となる。さらに食物繊維の摂取量が多いと大腸がんの発生率を予防するという疫学的な報告がある。大腸内に発生する発がん物質と腸管とが接触する機会を減少させることによる効果と考えられている。

2 コレステロール代謝に関する作用

食物繊維を多く摂取している人の血清コレステロール濃度が低いことが知られている。血清コレステロール低下作用を有するのはSDFであり、水に溶けると粘性を示すものが効果が大きい。IDFにはこのような効果はない。

3 血糖上昇抑制作用

粘性を示すSDFはグルコースの吸収を抑制し食事後の血糖の上昇を抑制する。IDFにはこのような作用はない。

4 有毒物質の毒性抑制効果

IDF、SDFともに効果が認められる。

表52に不溶性食物繊維と水溶性食物繊維の機能の違いをまとめて示した。

表52 水溶性食物繊維（SDF）と不溶性食物繊維（IDF）の機能の違い

	IDF	SDF
保水性	大	小（ペクチンは大）
胆汁酸結合力	あり	あり
胃の膨満感	大	小
消化管通過時間短縮	大	小
腸内細菌増加作用	小	大
血清コレステロール低下	なし	あり（機構は不明）
血糖低下作用	なし	あり（グルコース吸収抑制）
有毒物排除作用	あり	あり

7 食物繊維の必要量

　アメリカでは成人の場合，糞便量や糞便の腸内通過時間を適切に保持するために1日当たりで20〜35g，摂取エネルギー1,000kcal当たり10〜13g，不溶性食物繊維と水溶性食物繊維の摂取割合は3：1程度が望ましいとしている。わが国の食事摂取基準では適当な糞便量を維持する量として目安量が設定された。しかし実際には目安量を実行することは困難であるから，やや低い目標量も策定されている。表53に食物繊維の食事摂取基準を示す。

表53　食物繊維の食事摂取基準（g/日）

年齢（歳）	男性 目安量	男性 摂取量*	男性 目標量	女性 目安量	女性 摂取量*	女性 目標量
18〜29	27	11.3	20	21	12.2	17
30〜49	26	12.7	20	20	12.8	17
50〜69	24	16.1	20	19	15.9	18
70以上	19	14.5	17	15	14.7	15

＊現在の摂取量の中央値

8 食物繊維の摂取量

　2003（平成15）年度の国民健康・栄養調査の食物繊維の分布という表から30〜49歳の年齢階級のパーセンタイル分布図を作成し，その年齢階級の目標量に達しない者の比率を推定した。その結果，男性で88％，女性で82％がこれに該当し食物繊維摂取量が低い者が非常に多いことが示唆された。図60に年齢階級別食物繊維摂取量を示す。これによるととくに20〜39歳の働き盛りの年齢層で摂取量が低い。不溶性食物繊維と水溶性食物繊維の摂取比率は3：1となっており，アメリカが推奨している比率に適合している。食品群別食物繊維摂取量を図61に示す。ほとんどすべてが植物性食品で野菜類がもっとも多く，次いで穀類，果実類，いも類の順である。野菜の中では大根：0.6（g/日），人

図60　年齢階級別食物繊維摂取量

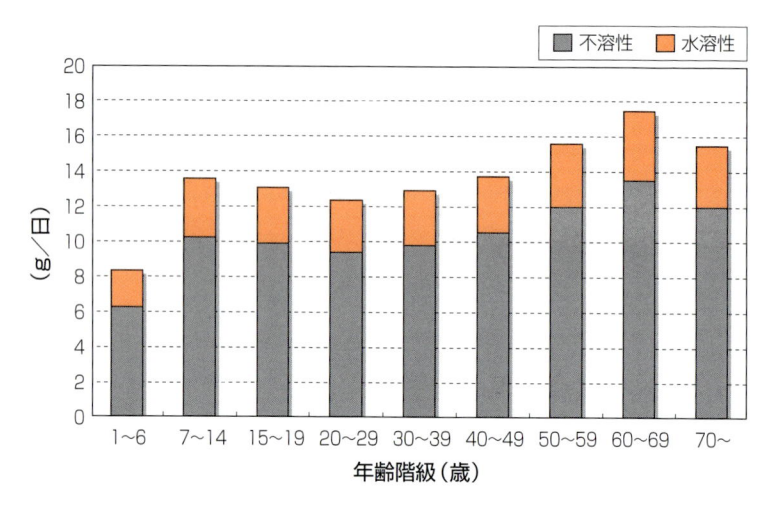

平成15年国民健康・栄養調査

図61　食品群別食物繊維摂取量（g/日）

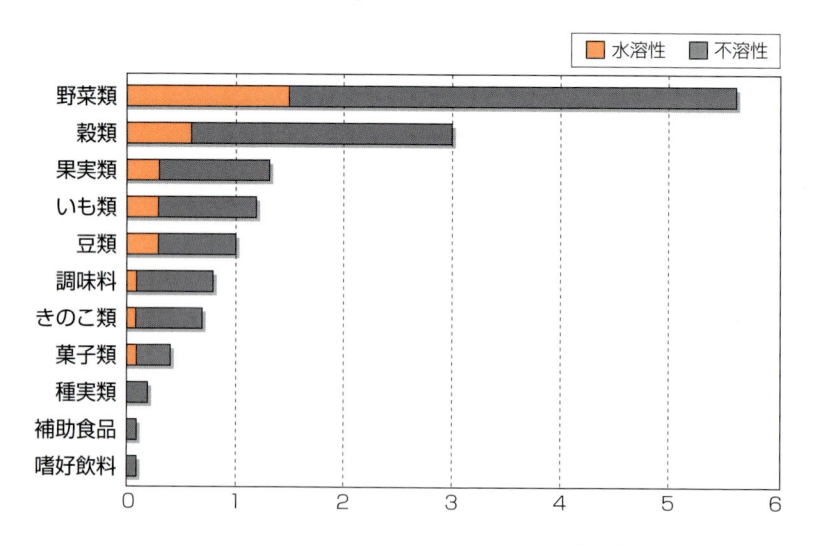

平成15年国民健康・栄養調査

参：0.5，ほうれんそう：0.5，玉ねぎ：0.4，キャベツ：0.4が主要な供給源である。穀類では米：1.1，パン類：0.7，調味香辛料では味噌：0.6である。

このような食物繊維の摂取状況であるから栄養補助食品として天然や合成された食物繊維を多く含む食品や飲料を開発することは有益であると思われる。しかし，あまりにも多量の食物繊維を摂るとミネラルやビタミンの吸収を阻害する可能性もあることを留意する必要がある。

9 栄養補助食品として利用されている食物繊維の例（キチン・キトサン）

キチン（chitin）は甲殻類，昆虫類の外郭物質や細菌の細胞膜に存在するムコ多糖類（動物の粘性分泌物に由来する多糖類）である。キトサン（chitosan）はキチンを加工（脱アセチル化）することによって得られる弱酸性で可溶性の類縁体である（図62）。

キトサンは食物繊維の有する性質に加えて，酸性で溶解し，アルカリ性で不溶性（ゲル化）になるという点とプラスに荷電しているという特徴がある。キトサンを摂ると胃液で可溶化し小腸に移行するとゲル化する。マイナスに荷電している胆汁酸を吸着してしまうため，脂肪吸収に必要なミセル（小さい脂肪球）が作られなくなり脂肪やコレステロールの吸収を抑制する。

図62 キトサンの構造式

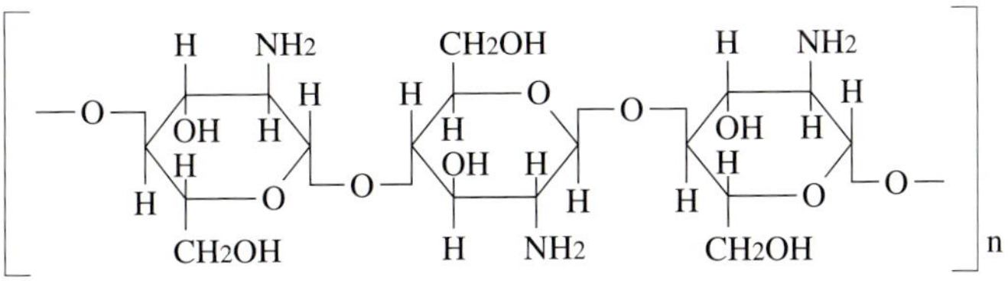

キチンは NH_2 基が $NHCOCH_2$ 基になっている．

4章 多価不飽和脂肪酸

　各種の脂質の中で栄養補助食品の対象としては多価不飽和脂肪酸が挙げられるが，脂肪摂取全般について理解して，その後に栄養補助食品を考えることが必要である．

1 脂肪の種類と健康

　脂肪とは脂肪酸を含む水に溶けず，有機溶剤に溶ける天然物質の総称で，元来便宜的に使用されてきた用語で正確に定義することはできないが，食事から摂られる脂肪の大部分はトリグリセリド（油脂）で脂肪酸とグリセリンのエステルである．

1 総脂肪

　脂肪の必要量は脂肪エネルギー比率で表されている．そして，脂肪エネルギー比率が15％以下になると平均寿命が短く，脳出血が増加するという疫学的研究がある[71, 72]．従来，わが国は脂肪摂取量が低く，脳出血死亡率が高かったが脂肪摂取量が増加するにつれて，脳出血死亡率が減少を示した．この関係を図63に示す．1965（昭和40）年頃の解剖所見では動脈硬化性変化は見られず，血管の壊死のみ見られる例も多数発見されている[73]．低脂肪，高炭水化物食はいわゆる善玉といわれているHDL-コレステロールを低下させる作用があることも報告されている[74]．すなわち，脂肪摂取量が低いと血管に栄養障害が起こり，血管が弱くなるために出血を起こしやすくなるものと考えられる．現在では脂肪の過剰摂取による弊害が重要視されているが，脂肪摂取が低いことも重篤な障害を起こすことがあるので，ダイエットなどにより脂肪摂取量が極端に減少する危険性を忘れてはならない．

図63 脂肪摂取量と脳出血死亡率の関係

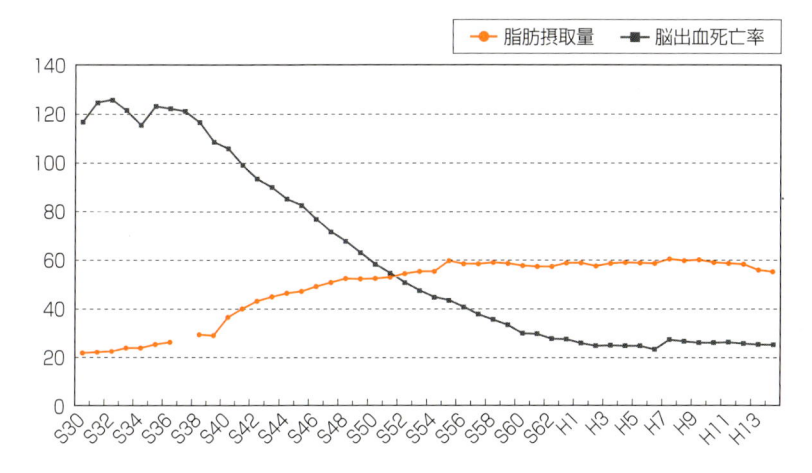

脂肪摂取量：g/日（国民栄養調査）　脳出血死亡率：人口10万対（人口動態統計）

　一方，脂肪エネルギー比が30％を超える欧米では，心臓疾患の死亡率が高いし，日系移民の研究でも脂肪エネルギー比率が30％を超えると糖尿病や高脂血症が増加するし，動脈硬化の危険性が高くなるという結果が出されている[75, 76]。このようなことから，わが国の食事摂取基準の目標量として脂質の総エネルギーに占める割合（脂肪エネルギー比と略す）は男女とも1〜29歳では20〜30％，30〜69歳で20〜25％，70歳以上で15〜25％とされている。表54に食品中脂肪含有量を示す。図64に食品群別脂肪摂取量を示す。肉類，油脂類が大きな脂肪摂取源である。

　脂肪酸は炭素数4個から20個以上のものまであるが，天然には炭素数が16個あるいは18個のものが多い。炭素の結合がすべて水素で飽和されているものを飽和脂肪酸（S），二重結合のあるものを不飽和脂肪酸という。不飽和脂肪酸のうち二重結合を1つ有するものを一価不飽和脂肪酸（M），2つ以上のものを多価不飽和脂肪酸（P）と呼び，区別する必要がある。

　動物，植物，魚類由来にはそれぞれ異なった種類の脂肪酸が含まれている。

B-4章　多価不飽和脂肪酸

表54　食品中脂肪含有量（g/100g）

ごま	51.9	納豆	10.0
牛肉（脂身つき）	44.0	食パン	4.4
アンコウ肝	41.9	牛乳	3.8
まぐろ（トロ）	28.3	豆腐	3.0
チーズ	25.0	精白米	0.9
うなぎ	19.3	ほうれんそう	0.4
豚肉（ロース）	19.2	白米飯	0.3
アボガド	18.7	キャベツ	0.2
いわし	13.9	バナナ	0.2
シュークリーム	13.6	玉ねぎ	0.1
鶏卵	10.3		

五訂増補食品成分表

図64　食品群別脂肪摂取比率

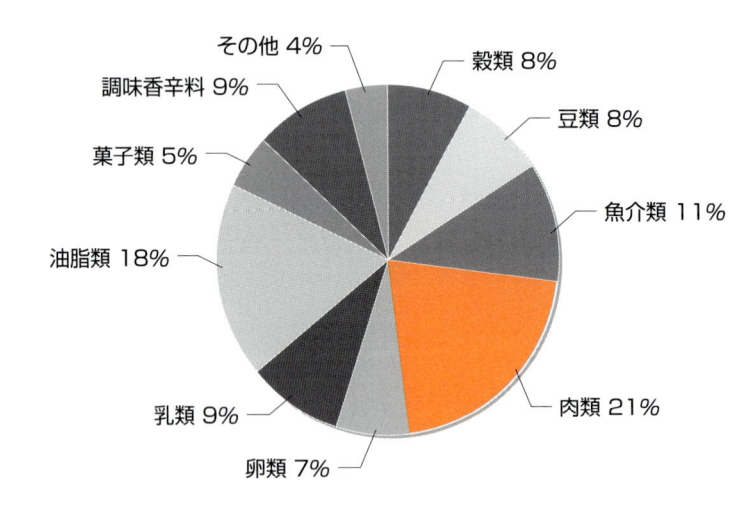

- その他 4%
- 調味香辛料 9%
- 菓子類 5%
- 油脂類 18%
- 乳類 9%
- 卵類 7%
- 肉類 21%
- 魚介類 11%
- 豆類 8%
- 穀類 8%

平成15年国民健康・栄養調査

2 飽和脂肪酸

　疫学研究や動物実験で飽和脂肪酸が多く，不飽和脂肪酸の少ない食事をしていると循環器疾患に罹患しやすいという多くの報告があるため，飽和脂肪酸はできるだけ控えることが推奨され，摂取不足の問題についてはこれまであまりコメントされてこなかった。しかし，2005年に改定された食事摂取基準ではこの点が明確に記載されている。その根拠となった論文は以下の2つである。1つは日本人の40～69歳の男女を対象にした疫学研究で飽和脂肪酸の摂取が少ないと脳出血罹患（発生）率が増加するという報告[77]である。飽和脂肪酸18.2g/日摂取群に比較して11.5g/日摂取群で2.2倍，8.5g/日摂取群で2.6倍，5.0g/日摂取群で3.4倍脳出血発生率が高かった。次はハワイ在住の日系人男子を対象に飽和脂肪酸摂取量が10g/日以下だと，総死亡率，がん死亡率，虚血性心疾患死亡率，脳卒中死亡率が摂取量10g/日以上の群に比較して2倍になるという報告[78]である。

表55　総脂質および飽和脂肪酸の食事摂取基準（目標量）

年齢（歳）	総脂質 %エネルギー 男性	総脂質 %エネルギー 女性	飽和脂肪酸 %エネルギー 男性	飽和脂肪酸 %エネルギー 女性
1～2	20～30	20～30		
3～5	20～30	20～30		
6～7	20～30	20～30		
8～9	20～30	20～30		
10～11	20～30	20～30		
12～14	20～30	20～30		
15～17	20～30	20～30		
18～29	20～30	20～30	4.5～7.0	4.5～7.0
30～49	20～25	20～25	4.5～7.0	4.5～7.0
50～69	20～25	20～25	4.5～7.0	4.5～7.0
70以上	15～25	15～25	4.5～7.0	4.5～7.0
妊　　婦		20～30		4.5～7.0
授 乳 婦		20～30		4.5～7.0

日本人の食事摂取基準（2005年版）

一方，飽和脂肪酸の過剰摂取は悪玉といわれている血中 LDL コレステロールを増加させ，心筋梗塞死亡率を増加させるので，上限量も必要である。表55 に総脂質および飽和脂肪酸の目標量を示す。

3 不飽和脂肪酸

　不飽和脂肪酸には二重結合の位置がメチル基末端から3番目の炭素原子から始まる n-3 系脂肪酸（α-リノレン酸，ドコサヘキサエン酸，エイコサペンタエン酸）と6番目の酸素原子から始まる n-6 系脂肪酸（リノール酸，γ-リノレン酸，アラキドン酸）がありお互いに変換することなく異なる代謝経路をとる（図65 参照）。共に体内で合成することができないから，食品などから摂取しなければならず，必須脂肪酸と呼ばれる。
　n-6 系脂肪酸の代表はリノール酸である。リノール酸は血清コレステロール低下，血栓生成を予防，動脈硬化や虚血性心疾患の発生抑制作用

図65　脂肪酸の合成経路

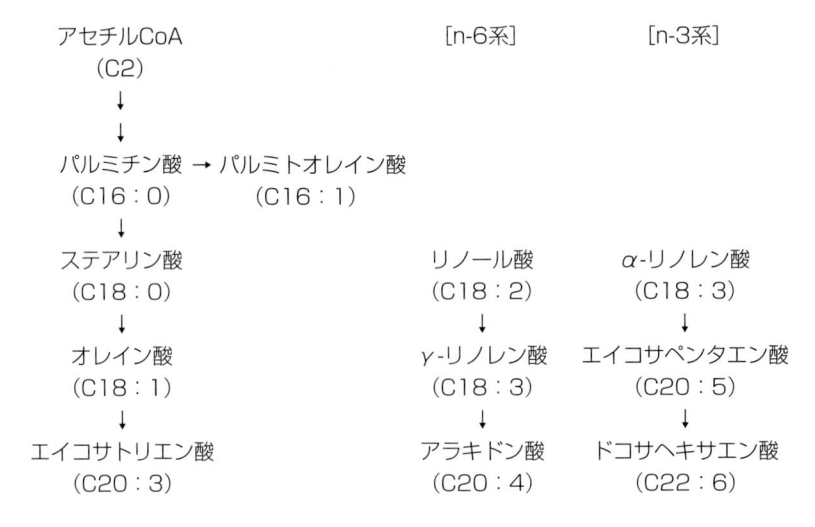

```
アセチルCoA                      [n-6系]           [n-3系]
  (C2)
   ↓
   ↓
パルミチン酸 → パルミトオレイン酸
 (C16:0)        (C16:1)
   ↓
ステアリン酸                  リノール酸          α-リノレン酸
 (C18:0)                     (C18:2)            (C18:3)
   ↓                            ↓                  ↓
オレイン酸                  γ-リノレン酸        エイコサペンタエン酸
 (C18:1)                     (C18:3)            (C20:5)
   ↓                            ↓                  ↓
エイコサトリエン酸            アラキドン酸        ドコサヘキサエン酸
 (C20:3)                     (C20:4)            (C22:6)
```

括弧内の数値（C炭素数：二重結合数）

があるとされ，積極的に摂取することが推奨されてきた。日本人を対象にした疫学研究により血清脂質中でリノール酸比率の高い群は低い群に比較して，脳卒中の発症を有意に低下させることが認められている[79]。また，アトピー性皮膚炎の患者では血液中 n-6 系多価不飽和脂肪酸濃度が低下しているという報告があり，実際に治療にも用いられている。アトピー性皮膚炎はアレルギーのみでは臨床像をすべて説明できず，n-6 系多価不飽和脂肪酸低下が関与しているかもしれない。しかし，リノール酸の大量摂取ががんのリスクを高めるのではないかという論文[80]もあり，わが国でもリノール酸摂取の意義については論議の的になっている。リノール酸はがんのみならず，アレルギーや炎症を起こす誘因になり，コレステロール低下作用は一過性であり，長期的には低下作用はないから摂取を控えるべきであるという意見[81]と，これに対してリノール酸は第一義的に重要な脂肪酸で，n-3 系多価不飽和脂肪酸の多様な機能を十分に発揮させるためにはリノール酸が不足しないことが前提条件となる。実際に過剰障害を引き起こす量のリノール酸を摂取することはあり得ないという意見がある[82]。2005 年の食事摂取基準ではメタ・アナリシス（複数の疫学研究データを総合して分析する方法）[83]によりリノール酸の摂取過剰は乳がん，大腸がん，前立腺がんの発症とは関連していないことを参考にしたが，また，リノール酸の多量摂取でドコサヘキサエン酸，エイコサペンタエン酸の合成が阻害される可能性，炎症を起こすプロスタグランジンを生成することなどから，過剰摂取に対する危惧もあるとしている。表56 に n-6 系脂肪酸の食事摂取基準を示す。目標量に 10 ％未満という上限が設定されている。表57 に食品中リノール酸含有量を示す。植物性脂肪に多く含まれ，海水魚や動物性脂肪の含有量は低い。淡水魚には比較的多く含まれている。

表56　n-6系脂肪酸の食事摂取基準

年齢（歳）	男性 目安量(g/日)	男性 目標量(%エネルギー)	女性 目安量(g/日)	女性 目標量(%エネルギー)
0〜5(月)	4.0	—	4.0	—
6〜11(月)	5.0	—	5.0	—
1〜2	6.0	—	6.0	—
3〜5	8.0	—	7.0	—
6〜7	9.0	—	8.5	—
8〜9	9.0	—	10.0	—
10〜11	11.0	—	11.0	—
12〜14	13.0	—	10.0	—
15〜17	14.0	—	11.0	—
18〜29	12.0	10未満	10.0	10未満
30〜49	11.0	10未満	9.5	10未満
50〜69	10.0	10未満	9.0	10未満
70以上	8.0	10未満	7.0	10未満
妊　　婦			9.0	10未満
授 乳 婦			10.0	10未満

n-6系脂肪酸：C18：2，C18：3，C20：2，C20：3，C20：4，C22：4，C22：5．
注）小児については目標量を算定しなかったが，成人の値を参考にして，過度な摂取は避けることが望ましい．

表57　食品中リノール酸量（g/総脂肪酸100g当たり）

サフラワー油*	75.7	鶏卵	15.8
椎茸	72.6	豚肉	10.4
玉ねぎ	61.4	昆布	7.9
くるみ	61.3	白菜	5.9
小麦	58.5	牛肉	2.9
大豆	51.8	牛乳	2.7
馬鈴薯	44.9	バター	2.1
精白米	37.1	うなぎ	1.4
キャベツ	24.3	いわし	1.3

＊：高リノール酸　　　　　　　　　　　　　五訂増補食品成分表

2 n-3系不飽和脂肪酸摂取の意義

上記の種々な脂肪摂取の問題を踏まえてn-3系不飽和脂肪酸の意義について述べることにする。n-3系不飽和脂肪酸が栄養補助食品として注目されるようになったのは疫学調査でかつお，いわしなどを多食するエスキモー（現在は自称のイヌイットと称する）が動脈硬化，脳梗塞，心筋梗塞などの疾患が少なく，死亡率も低いことから，これら魚類に含まれるn-3系多価不飽和脂肪酸であるエイコサペンタエン酸（EPA）とドコサヘキサエン酸（DHA）に注目され，血管内の血栓生成を抑制する作用が強いことが報告されている。この作用にはこれらの脂質から合成されるプロスタグランディンの作用が関与していると考えられる。

欧米での研究で喫煙，高コレステロール血症など循環器疾患の危険因子を有する人が1日に40〜60gの魚類を摂ると虚血性心疾患の死亡リスクが低下するという疫学研究[84]など魚類摂取が心筋梗塞死亡率，発生率を低下させるという多くの研究がある[85]。同じくn-3系不飽和脂肪酸のα-リノレン酸は体内でEPA，DHAに変換するが，これも虚血性心疾患のリスクを低下させるという報告[86]がある。

欧米では魚類をよく食べる食習慣がないので，このn-6系多価不飽和脂肪酸に対するn-3系多価不飽和脂肪酸の摂取比率はn-6/n-3＝4〜10が推奨されている。

1999年の食事摂取基準では日本人の現状および欧米人における報告から望ましい摂取割合をおおむね飽和脂肪酸（S）：一価不飽和脂肪酸（M）：多価不飽和脂肪酸（P）＝3：4：3と設定し，n-6系多価不飽和脂肪酸とn-3系多価不飽和脂肪酸の摂取比率（n-6/n-3）は4程度を目安にしていた。

図66に種々な食品中の飽和脂肪酸，一価不飽和脂肪酸，多価不飽和脂肪酸の組成を示す。概して動物性食品に飽和脂肪酸が多く，魚介類，植物性食品に不飽和脂肪酸が多い。

わが国の2003（平成15）年の国民健康・栄養調査によると脂肪酸組成についてはS：M：P比は不明であるが，動物，植物，魚類由来の脂肪

図66 食品中飽和脂肪酸，一価不飽和脂肪酸，多価不飽和脂肪酸含有量の比率(%)

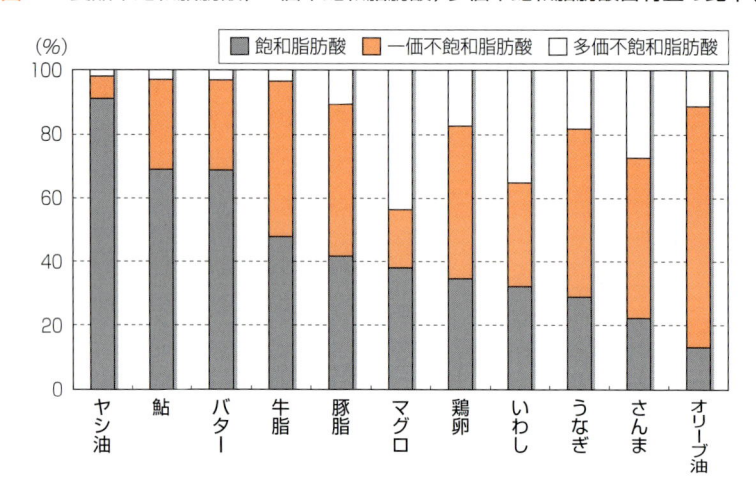

グラフ凡例：■飽和脂肪酸　■一価不飽和脂肪酸　□多価不飽和脂肪酸

横軸（左から）：ヤシ油，鮎，バター，牛脂，豚脂，マグロ，鶏卵，いわし，うなぎ，さんま，オリーブ油

摂取比率を食品群別栄養素等摂取量から算出すると4：5：1程度になっていると推定される。また，n-6/n-3比は4〜5程度になっていると思われる。このような現状を見ると平均的にはおおむね適切な摂取をしているといえる。実際に日本人を対象にした疫学研究[79]で虚血性脳梗塞患者と健常者の血漿中n-3系脂肪酸濃度（α-リノレン酸，EPA，DHA）に相違が認められなかったことから，日本人は魚類やα-リノレン酸の摂取量は虚血性脳梗塞を防止するのに十分な量になっていることを示唆している。

　2005（平成17）年の食事摂取基準では中高年ではn-3系不飽和脂肪酸摂取量が増加すると，虚血性心疾患などの罹患率が少なくなると予想されるが，これらは魚類摂取量の少ない欧米のデータであるから，日本人で現在の摂取量を増加させて効果があるか否かは不明であるとしている。しかし，摂取量が減少した場合には虚血性心疾患などの罹患率が増加する可能性があるため，現在の摂取量を参考に目標量が決められた。表58にn-3系脂肪酸の食事摂取基準を示す。

　表59にEPA，DHAの食品中含有量を示す。大部分が魚介類であるが例外的に鶏の肝臓に含まれている。肉類にも微量には存在するようである。

このように多価不飽和脂肪酸類は循環器疾患を予防するという有益な機能を有するが，あまりにも過剰に摂りすぎると過酸化脂質が増加し，それを消去するビタミンEが消費され，それに伴う副作用も発生する恐れがある。適切な脂質摂取のバランスを崩さない程度の補給が必要である。

表58　n-3系脂肪酸の食事摂取基準（g/日）

年齢（歳）	男性 目安量（g/日）	男性 目標量（%エネルギー）	女性 目安量（g/日）	女性 目標量（%エネルギー）
0～5(月)	0.9	—	0.9	—
6～11(月)	1.0	—	1.0	—
1～2	1.1	—	1.0	—
3～5	1.5	—	1.5	—
6～7	1.6	—	1.6	—
8～9	1.9	—	2.0	—
10～11	2.1	—	2.1	—
12～14	2.6	—	2.1	—
15～17	2.8	—	2.3	—
18～29	—	2.6以上	—	2.2以上
30～49	—	2.6以上	—	2.2以上
50～69	—	2.9以上	—	2.5以上
70以上	—	2.2以上	—	2.0以上
妊　　婦			2.1	—
授乳婦			2.4	—

n-3系脂肪酸：C18：3，C18：4，C20：4，C20：5，C21：5，C22：5，C22：6.

表59　食品中EPA・DHA量（g/総脂肪酸100g当たり）

	EPA	DHA		EPA	DHA
するめいか(生)	12.9	40.2	いわし	11.2	12.6
鱈（たら）	17.3	31.0	鶏肝臓	2.1	10.0
ふぐ	9.5	28.1	さんま	4.6	8.6
帆立貝（貝柱）	23.8	25.0	うなぎ	3.8	6.9
あさり	7.9	23.7	くじら	10.0	4.8
車えび	13.6	17.4	鮎（あゆ）	4.8	3.2
まぐろ	3.4	15.0	鶏卵	0.0	1.4
鯛（たい）	6.7	13.8	生うに	15.8	1.0
伊勢えび	21.5	13.5			

五訂増補食品成分表

B-4章　多価不飽和脂肪酸

5章 プロバイオティクス・プレバイオティクス

　プロバイオティクス（probiotics）とは抗生物質（antibiotics）と対抗した意味をもつものとしてプロバイオシス（共生）を語源として1965年に初めて使用された用語であるが，その後その定義について幾度か提案がなされ，現在では「腸内菌叢を改善することにより宿主に良い影響を与える生菌を含んだ製剤や食品」と定義される。プレバイオティクス（prebiotics）は腸内においてヒトに対して有益に働く菌を増殖させる因子のことで，これらの菌の栄養素となる物質の総称である。

1 プロバイオティクス probiotics

　ヒトの腸内には100種類以上の細菌が生息しており，プロバイオティクスのように健康によい働きをするいわゆる善玉菌と，健康に悪い影響を及ぼす大腸菌，食中毒菌，発がん物質を産生する菌など，いわゆる悪玉菌が絶えず勢力争いをしているのである。プロバイオティクスは善玉菌を増やして腸内細菌のバランスを保ち，病気になりにくい体をつくる役割がある。この役割を挙げると次のようになると考えられる。①下痢，便秘などの腹部愁訴を改善する。②腸内での病原細菌や病原ウイルスを抑制する。③コレステロールなど生活習慣病の誘因となる物質を減少させる。④ビタミンなど有用な物質を増加させる。⑤免疫力を増強させる。

　プロバイオティクスの主要なものは乳酸菌とビフィズス菌である。乳酸菌とは糖類を発酵させて乳酸を生成する菌類の総称であり，この定義によればビフィズス菌もこの中に入るが，最近では消費したブドウ糖に対して産生する乳酸量の比率の違いで多いものが乳酸菌，少ないものをビフィズス菌と区別しているようである。

1 乳酸菌

乳酸菌は発酵乳，乳酸飲料，チーズ，清酒，漬物などに存在するLactobacillus属（乳酸桿菌），清酒，漬物などに存在するLeuconostoc属，味噌，醤油などに存在するPediococcus属，乳酸菌飲料，チーズなどに存在するStreptococcus属（連鎖球菌），チーズ，発酵バターに存在するLactococcus属に分類できる。

機能としては腸内細菌叢の改善，整腸作用（下痢・便秘の改善），腸内腐敗産物の産生抑制などの従来から知られている作用の他に，カルシウム吸収の促進による骨粗鬆症の予防，血圧低下作用（プロスタグランジンの産生によると考えられている），血中コレステロール低下作用（コレステロールが乳酸菌によりコプロスタノールなどの吸収の悪い物質に変換されることによるという説がある）などの作用が認められている。

2 ビフィズス菌 Bifidobacterium属

1899年にフランスのパスツール研究所において健康な母乳栄養児の糞便から初めて分離された。現在ビフィズス菌として約30種類が確認されており，ヒトのみならず牛，豚，ニワトリなど家畜の腸管内にも生息していることが解明されている。しかし，動物由来のビフィズス菌はヒトの腸管には生息していないため，摂取しても効果は望めない。また，ヒトでも年齢によって生息するビフィズス菌の種類が異なってくることが知られている。たとえば乳幼児にみられるビフィズス菌と成人の保有しているビフィズス菌の種類は異なるのである。腸管以外では発酵乳や乳酸飲料にビフィズス菌が存在し，そのような食品を摂ることにより整腸効果，腸内有害物質の産生抑制，腸管内を酸性に維持し病原菌の増殖を抑制する作用などが期待できる。実際に成人を対象にビフィズス菌を含有する牛乳を1週間投与したところ糞便のアンモニア含量が減少し，ビフィズス菌数が増加し，病原菌が減少傾向になることが認められている[87]。

2 プレバイオティクス prebiotics

　プロバイオティクスとなる乳酸菌，ビフィズス菌などの大腸に生息する有益な菌の増殖や活動を促進する物質群で例を挙げると以下のようなものがある。

1 難消化性オリゴ糖 oligosaccharide[88]

　オリゴ糖とは2〜10個の単糖が結合した糖類の総称で蔗糖（スクロース）もオリゴ糖の一種である。しかし，蔗糖は小腸で容易に消化吸収され大腸まで達することはないから，プレバイオティクスにはならない。プレバイオティクスになるのは大腸まで到達する難消化性のオリゴ糖で，プロバイオティクスとなる有益な細菌の発育を助け，腐敗物質や有毒物質を産生する有害細菌の増殖に寄与しないものにかぎられる。また，有益細菌により代謝され，短鎖脂肪酸を産生し大腸内を酸性にして有害な酵素活性を低下させる作用も考えられる。

①フラクトオリゴ糖 fructo-oligosaccharide
　蔗糖に糸状菌を反応させ，その酵素により製造する。図67に構造式を示すが，これらの他にも何種類かの同類物質の混合物からなっている。小腸内に分泌される消化酵素の影響を受けにくく，大腸に至り，とくにビフィズス菌に利用され，ヒトにおいて著しいビフィズス菌増加作用も認められている。

②ガラクトオリゴ糖（図68）
　乳糖に微生物を作用させたり，大豆に含まれるものを精製して得られる。小腸内の酵素により加水分解されにくく，非吸収性の糖として大腸で腸内細菌により代謝される。ヒトを対象にした研究でガラクトオリゴ糖摂取によりビフィズス菌が増加し，その影響で有害細菌が減少したという報告がある。

図67 フラクトオリゴ糖の構造式

GF2
GF3
GF4

GF2：1-ケストース
GF3：ニストース
GF4：1F-フラクトフラノシルニストース

三種類の物質の混合物である

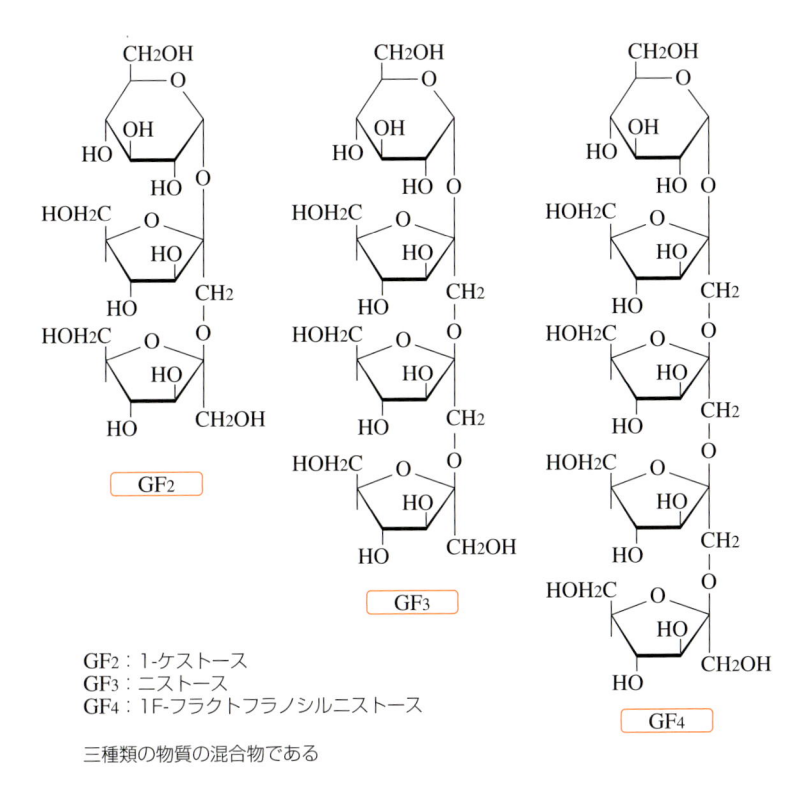

図68 ガラクトオリゴ糖の構造式

4'-ガラクトシルラクトース

B-5章 プロバイオティクス・プレバイオティクス

③ラクチュロース（異性化乳糖）

乳糖にアルカリを作用させて製造する。図69に示す構造のラクチュロースを主成分とする混合糖液で一般に異性化乳糖と呼ばれる。ほとんどのビフィズス菌を増殖させる効果が多くの研究により認められている。

図69　ラクチュロースの構造式

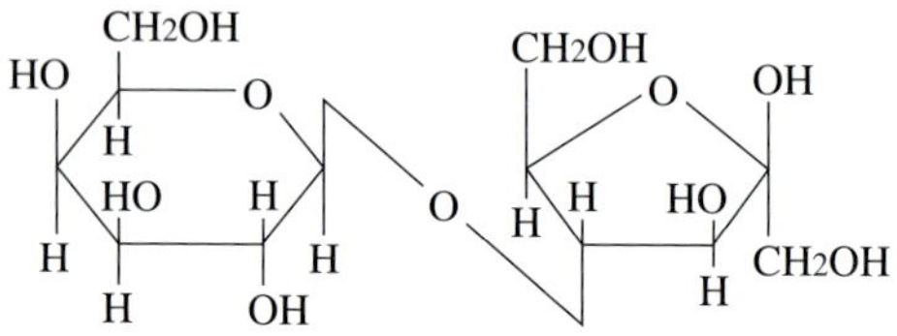

2 酪酸 lactic acid　$CH_3CH_2CH_2COOH$
3 プロピオン酸 propionic acid　C_2H_5COOH

2 3 は大腸内で産生されれば悪玉菌を排除し善玉菌を増殖させる機能があると考えられている。

4 食物繊維

前述の食物繊維類も酪酸，プロピオン酸を産生する作用などにより，大腸内の環境を善玉菌の生息条件に適合するように働くからプレバイオティクスといえる。

6章 その他の機能性を有する物質

　現在では健康情報が氾濫しており，多種多様な物質がさまざまな効能・効果をうたって栄養補助食品として発売され利用されている現状がある。本書ではこれらすべての栄養補助食品について解説することは不可能であるから，冒頭に述べたように科学的根拠がある物質のいくつかについて適宜分類して紹介することにしたい。

1 フラボノイド flavonoid

　フラボン（flavone），フラボノール，アントシアニジン，カテキン，ビタミンP（前出）などが属するグリコシド（配糖体：分子中に炭水化物を有する化合物）で広く植物界に分布する。

1 イソフラボン

　大豆には女性ホルモンの一種であるエストロゲン様の作用を有するイソフラボンという一群の物質が含まれている。図70にその一種であるゲニステインとエストロゲンの構造式を示す。家森[89]は世界各国で調査した結果，一般に女性は更年期が過ぎると血圧が上昇し，コレステロール濃度も上昇するが，大豆を食する地域（日本，中国を中心にしたアジア地域）の国民は血圧もコレステロール値もあまり上昇しないことに気付いた。また，女性は更年期になると女性ホルモンであるエストロゲンが減少し，それに伴って急激に骨からカルシウムが抜けていき骨粗鬆症のリスクが高まるが，福井ら[90]は骨密度と尿中イソフラボン排泄量との関係をしらべた結果，両者の間に正の相関があることを認めた。すなわち大豆をよく食べるヒトはイソフラボン摂取量が多く，それがエストロゲン様の作用をすることにより更年期以降の女性の骨粗鬆症を予防す

図70　エストロゲンと大豆イソフラボンの構造式

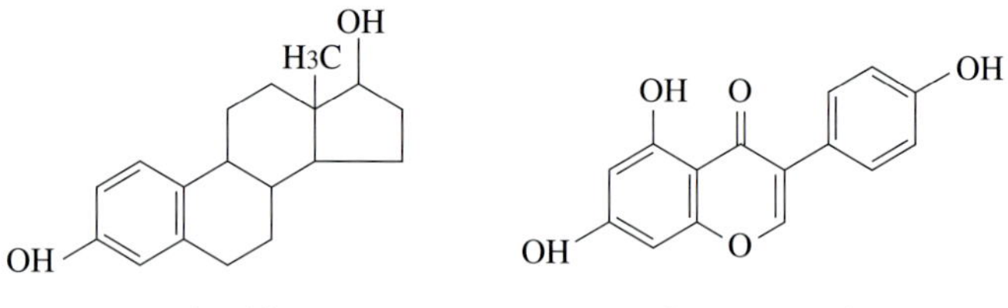

エストロゲン
（エストラジオール）の構造　　　大豆イソフラボン（ゲニステイン）の構造

るということである。エストロゲンは血漿コレステロール濃度を減少させ，体内の一酸化窒素（NO）を増加させることにより血圧を低下させる作用がある。そこで，家森[89]）は大豆などを食べる機会が少ないブラジル在住の日系女性を対象に1日にイソフラボン50mg含有する食事を10週間食べさせたところ血圧が低下し血中コレステロール濃度が低下することを認めている。

　日本人の食品によるイソフラボン摂取比率は豆腐55％，納豆20％，味噌17％となっており大部分が大豆製品である。日本人では平均的に1日に20mg程度の摂取量であるが，専門家は骨粗鬆症，循環器疾患の予防に40～50mg/日程度の摂取を推奨している。食品中の濃度は食品安全委員会によると100g中大豆：140mg，煮大豆：72mg，炒り大豆：200mg，きなこ：266mg，豆腐：20mg，凍り豆腐：89mg，おから：10mg，油揚げ：39mg，納豆：73mg,，味噌：50mg，醤油：0.9mg，豆乳：24.8mgなどとなっている。

　このようにイソフラボンがエストロゲン様作用を有するのは，ヒト体内のエストロゲン受容体（estrogen receptor）に結合して作用し有効性が示されると考えられるが，反面それが内分泌攪乱による副作用を示すこともありうるので，2006（平成18）年，食品安全委員会はこの問題について検討を加えた。わが国では大豆食品の摂取量には30年間変化はなく，食品として摂取するかぎり健康障害の報告もないことから，2002

（平成14）年の国民栄養調査から大豆イソフラボン摂取量を試算した。その95パーセンタイル値（調査対象者のうちイソフラボンを大量に摂る5％に入る食習慣を有する人の摂取量）は64〜76mg/日と算出され，これを食経験に基づく現時点でのヒトの安全な上限量の範囲とした。さらに閉経後女性を対象にした大豆イソフラボン錠剤（150mg/日）を長期間摂取させた試験で2年6か月間の摂取では変化がなかったが，5年間の摂取で子宮内膜増殖症の発症が増加することが報告[91]されているので，大豆イソフラボン150mg/日は健康被害発現量とした。そして，この1/2の75mg/日がヒトの安全な上限目安量と策定された。

　特定保健用食品としての大豆イソフラボンの1日上乗せ摂取量は5つの臨床研究報告を参考にして，血清エストラジオール（内因性エストロゲン）濃度の減少と月経周期の延長が起こる量を指標にして30mg/日（大豆イソフラボンアグリコン換算値）が有効性，安全性の両面を満たす値であるとされた。妊婦と胎児については動物実験で有害作用が報告されていることと遺伝子に関係するトポイソメラーゼを阻害する作用があることから日常的な摂取は推奨できないとされた。イソフラボンにかぎらず，生体活性物質は適量を摂ることが必要で，過剰に摂取すると副作用が発生することを常に考えておかなければならない。

2 カテキン catechin

　茶，コラ（ナッツの一種でコーラ飲料の原料），りんご，桃，梨，カカオ豆など植物に存在する。図71に示す構造式を有するポリフェノールの一種で抗酸化作用を有する。緑茶の飲用量による前向きコホート研究（信頼性の高い疫学研究）が40歳以上の男性1,300人以上を対象に実施されている[92]。1日の緑茶飲用量3杯以下，4〜9杯，10杯以上の3群に分けた。血中総コレステロール，LDLコレステロールとVLDLコレステロールの和（いわゆる悪玉コレステロール），中性脂肪は緑茶飲用量が増加するにつれて減少し，HDLコレステロール（いわゆる善玉コレステロール）は10杯以上飲用群で増加した。動脈硬化指数は10杯

図71　カテキンの構造式

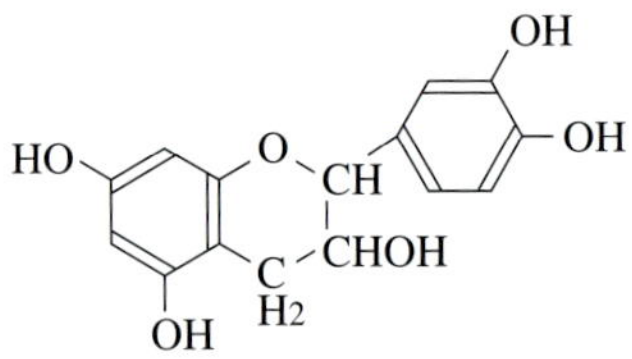

以上飲用群でもっとも低かった。この結果は緑茶の飲用が循環器疾患の予防に役立つことを示しているが，緑茶の成分から考えるとカテキンが有効成分である可能性が高い。

　健康な男性23名を対象にカテキン118.5mg/日の低カテキン投与群と483.0mg/日の高カテキン投与群に分けて12週間研究を行った結果が報告されている[93]。その結果，高カテキン投与群では研究開始前に比較して体重，BMI（現在最も信頼が置けると考えられている肥満指標），ウエスト周囲の長さ，体脂肪率，腹部脂肪，血中コレステロール値，血糖値，血中インスリン濃度などが低下を示した。低カテキン投与群では体重，BMI，血中インスリン濃度のみが低下した。この結果はカテキンが肥満を抑制する作用を有することを示唆しているが，詳細なメカニズムについては明確にはなっていない。

　カテキンは抗酸化作用を有するから糖尿病など種々な生活習慣病の予防に役立つと考えられる。

2 アルカロイド alkaloid

　植物に含まれる塩基性窒素化合物の総称である。多くのアルカロイド類は苦味を有し，また特異な生理活性や薬理活性を有する。馬鈴薯の発芽した芽の部分に含まれており，食すると腹痛などを起こすソラニン（solanine）やタバコに含まれる種々の有害作用をもっているニコチン（nicotine）もアルカロイドの一種である。

1 カフェイン caffeine

　茶，コーヒーなどに含まれるプリン塩基である。構造式は図72に示す。玉露に3％，煎茶に2〜3％，番茶に1％，紅茶に3％，コーヒー豆には0.8〜1.75％存在する。純品は白色結晶で熱湯によく溶けるが，冷水にも溶ける。タンニンと結合すると沈殿する。大脳皮質に働き中枢神経興奮作用を有し，感覚受容能と精神機能を亢進し，眠気を除去する。セロトニンなどの伝達物質を増加させる作用も認められている。心臓に対しては心筋収縮力を増強し，冠動脈を拡張する。腎臓の血流量が増加するため糸球体ろ過量が増加し，尿生成が増加し利尿効果が生じる。このような作用により臨床的にも強心薬，中枢神経興奮薬，利尿薬，鎮痛薬（偏頭痛などの血管拡張性頭痛，脳圧亢進性頭痛など）として用いられている。

図72　カフェインの構造式

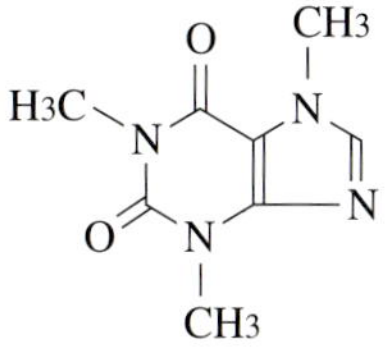

2 テオブロミン theobromine

　カカオ豆に1〜3％含まれており，それを原料とするココア，チョコレートに含まれている。図73に示すようにカフェインと類似した構造をしている。純品は白色結晶で苦味を有する。作用はカフェインと同じで中枢神経興奮作用，強心作用，利尿作用を有する。

図73 テオブロミンの構造式

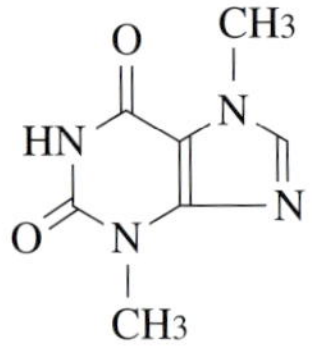

3 アミノ酸

1 テアニン theanine

　少しの例外を除いて茶葉に特異的に見出されるアミノ酸で1.1〜1.7％含まれている。図74に構造式を示す。茶のうまみ成分の一つであり玉露に多い。若い女性を対象にテアニン200mg含有水を服用させた結果，後頭部，頭頂部にα波が出現し，被検者は眠気を感じず，十分なリラックス効果を認めたという報告がある[94]。テアニンは同じく嗜好飲料に含まれるカフェインに拮抗して脳内のセロトニンやエピネフリンを減少させる作用が認められている。

図74 テアニンの構造式

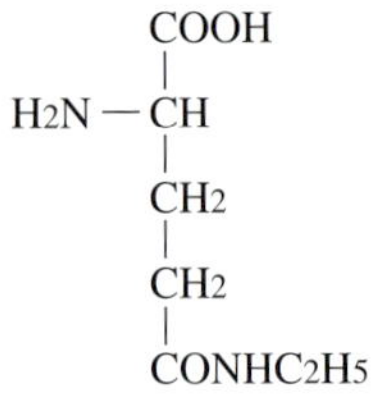

2 ギャバ GABA

　構造式は図75に示す。γ-アミノ酪酸（γ-amino butyric acid）の頭文字をとってGABA（ギャバ）と呼ぶ。1950年，脊椎動物の脳内に存在することが発見された後，多くの研究が行われ，神経伝達物質であることが判明した。神経伝達物質とは神経細胞と神経細胞，神経細胞と筋細胞など神経細胞の接合部（シナプスという）において化学物質が分泌され，それが次の神経細胞や筋細胞に受け取られると興奮性あるいは抑制性の情報が伝わるその元となる物質である。アセチルコリン，カテコールアミンなどがあるが，GABAもその一種で抑制性の神経伝達物質である。神経細胞内で作られ脳や脊髄に高濃度に存在している。GABAは血液脳関門 blood brain barrier（血液中の物質が脳に入るときに物質により選択的に入らなくする関門が存在し，脳の環境を安定化させる機能を有している）を通過できないとされていた。近年GABAが脳血流関門を通るという記載もあるが，GABAのような機能をもった物質が脳内に大量に入ると何らかの障害が起こるであろうから，やはりある程度の関門は存在すると思われる。そうするとGABAが神経伝達物質の作用しか示さないとしたら，栄養補助食品としてGABAを摂取しても意味がないことになる。

　しかし，近年GABAは経口的に摂取され，脳に入らなくても血圧を降下させる作用があることが解明された。その機構はGABAが末梢の交感神経の亢進を抑制することにより，ノルアドレナリンの分泌を抑制し血管の収縮を抑えるためと考えられている。

　食品中GABA含有量（mg/100g）を測定したデータによるとキムチ：79，野菜ジュース：56，すぐき：37，発芽玄米：22，柴漬け：8，ビール：5などとされている。

図75　GABAの構造式

$$NH_2-CH_2-CH_2-CH_2-COOH$$

3 S-メチルシステインスルフォキシド S-methylcystein sulfoxide（SMCS）

キャベツ，ブロッコリなどの野菜中に図76に構造式を示す含硫アミノ酸であるSMCSが存在する。その含有量（100g中）はキャベツ：590mg，カリフラワー：650mg，大根：60mg程度であり，日本人の食生活では1人1日当たり300mg位のSMCSを摂っている計算になる。筆者ら[95]はコレステロールを添加した飼料を与えたネズミにキャベツから抽出し結晶化したSMCSを与えると肝臓や血清のコレステロールが低下することを見出した。他の含硫アミノ酸であるメチオニン，システイン，前述の同じキャベツに含まれるビタミンUにはこのような作用は認められない。中村と石川[96]は放射性同位元素で標識したコレステロールおよび胆汁酸を用いてSMCSがコレステロール代謝に及ぼす影響についてマウスによる研究を行った。その結果，SMCSを与えたマウスでは血液や肝臓のコレステロール濃度が低下し，糞便と胆汁中のコレステロールが増加することを見出し，SMCSはコレステロールの分解を促進し，糞便への排泄を増加させる働きがあることを明らかにした。しかしあまりにも大量のSMCSを与えると脾臓が鬱血肥大し，貧血が発生する副作用もあることも判明した[97]。ヨーロッパでよく食され最近わが国でも血糖抑制作用があるといわれ普及してきたケール（kale）という野菜を牛や羊にあまりにも大量に食べさせると貧血が起こり死亡する病気がありkale poisoning（ケール中毒症）と呼ばれている。Smith[98]はこの原因は

図76　S-メチルシステインスルフォキシドの構造式

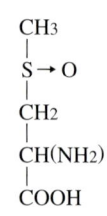

$$\begin{array}{c} CH_3 \\ | \\ S \rightarrow O \\ | \\ CH_2 \\ | \\ CH(NH_2) \\ | \\ COOH \end{array}$$

SMCS であるとしている。SMCS から腸内細菌の作用で揮発性のdimethyl disulfide が産生され，その作用により貧血が起こるとしている。ケールはキャベツの原種とされ SMCS も多く含まれているのである。また，牛や羊のような反芻動物はヒトやネズミより dimethyl disulfide を作りやすい腸内細菌を有していると述べている。ヒトでもあまりにも大量の SMCS を食べると貧血を起こす可能性もあるが，食品としてキャベツなどを摂るかぎりはいかに大量に食しても貧血などの副作用は発生しないと考えられる。

4 多糖類

多糖類の機能については「プロバイオティクス・プレバイオティクス」の項で述べたが，最近食用キノコ，アガリスクの機能と副作用について論じられているので，この項でも触れることにする。

1 アガリスク（有効成分：*β*-グルカン　*β*-glucan など）

アガリスクはブラジルを原産地とするハラタケ科に属する食用キノコでマッシュルームも類縁である。もともとブラジルで食されていたが，1975 年ころから日本，中国，韓国などで人工栽培されるようになった。アガリスクが注目されたのは動物実験でキノコから抽出された多糖類が抗腫瘍作用を有することが証明されたことによる。プロバイオティクスとしての作用以外にアガリスクが含んでいる *β*-グルカン（グルコースを含む多糖類の一種）などがマクロファージなど免疫細胞を活性化させる作用があるとされているのである。

2006（平成 18）年，厚生労働省ではアガリスクを含む製品が広範に流通していることから毒性試験を実施した結果，動物実験により 1 つの製品に発がんプロモーション作用が認められたので，販売者に自主的な販売停止と回収を要請した。

発がんにはイニシエーション（発生）とプロモーション（促進）の 2

段階がある（発がん2段階説）。イニシエーションを起こす物質はイニシエーターと呼ばれ正常細胞に作用してDNAに構造的な変化を引き起こし発がんを開始させる。このような構造変化を受けたDNAを有する細胞はプロモーションの過程によりがん細胞になる。この後者の過程を促進する物質がプロモーターである。

　動物実験でプロモーター作用が認められている物質は我々の身近にも多種類存在し，食習慣からそのすべてを排除することは不可能である。また，動物実験でプロモーター作用が認められても，それが直ちにヒトの発がんにつながるというものでもない。さらに今回の研究結果でも製品のどの成分がプロモーター作用を示したのか明確でなく，アガリスク成分が関与しているかどうかもわからない。しかし，食品安全委員会で検討中であるから一般の人も，これらの事実を念頭にいれて慎重に対応する必要があると考えられる。

7章 機能水

1 水の機能について

　生命に必要な飲料水の量は1日に1.5〜3.0*l*であるが，日常生活においても炊事，洗面，入浴，洗濯，掃除などに消費し，産業活動にも多量の水が必要である。このような使用目的を含めると1人1日当たりの水の使用量は地域人口が多くなる程，多くなり大都会では水の使用量は莫大なものとなる。したがって，水の使用量は文明の尺度になるといわれている。日本では全国平均で380*l*/人/日となっていて，世界でも水使用量の多い国といえる。

　このようなことから人類の水に対する希望は水量が豊富で自由に使用できること。安価で経済的な負担とならないこと。水による健康障害が起こらない安全な水であることに集約されていた。世界の現状をみると，この条件を満たすことができていない状況にある国が開発途上国などに多くみられるので，わが国のようにこの3つの条件を一応は満たせることは非常に恵まれていると思わなければならない。しかし，近年は原水（水源となる河川，湖沼の水）の水質汚濁の増加により塩素消毒を強力に行わなければならない場合もあり，発がん性のおそれのあるトリハロメタンなどが生成されたり，味覚を障害したり悪臭を出す物質も混在するという問題が出てきている。これに伴って国民の水道に対する不安や不満も増加しているようである。これが次にのべる水に対する国民の期待や要望の変化につながっていると思われる。

　すなわち，味覚のよい飲料水を求めたり，飲料水を通じて健康の維持・増進を図ろうとする人々が多くなり，前述の条件の一つである，安価という条件も破棄して高価な市販の飲料水を求めるという風潮になりつつある。これは高齢社会が到来し，健康に不安をもった人が毎日摂取する飲料水を通じて健康増進機能を期待するという考え方から出たもの

で，食品における健康食品と一脈通じるものがある。しかし，この飲料水における新しい要望は，元来の水の本体からは満たすことができないのである。蒸留水は純粋な水（純水）に近いが，その味覚は大多数の人にとって好ましい味とは思えないであろうし，健康の保持・増進という要求に対しても水分補給という最も基本的な飲料水の役割以外は期待できない。したがって，この新しい要望に対しては水そのものではなく，水の中に溶解している物質あるいは水に人為的な操作を加えて性質を変えた成分に頼らなければならないということになる。このような状況のもと，種々な機能をうたった水が販売されるようになり，またこの問題について研究する研究者も増加してきたのである。実際に1993（平成5）年に機能を有する水に関する研究を振興する目的で財団法人「機能水研究振興財団」が設立され，2002（平成14）年，機能水を研究する研究者よりなる全国的な学術団体「日本機能水学会」が設立された。この学会の設立時にこれまで漠然と使われていた「機能水」という言葉の定義が「人為的な処理によって再現性のある有用な機能を獲得した水溶液の中で，処理と機能に関して科学的根拠が明らかにされたもの，および明らかにされようとしているもの」とされた。そこで機能水も広義では栄養補助食品に入ると考え，水について触れることにした。

2 飲料水とミネラル

1 水道水

わが国の水道普及率（給水人口/総人口）は97％〔2005（平成17）年〕であり，国民のほとんどが水道の恩恵を受けている。水道の水源は河川，湖沼，地下水などの水であるが，これらの水は多くの物質を溶解しているし，汚染物質も含んでいる。したがって，浄水場において沈殿，ろ過，消毒などの操作を行い，安全な水を国民に供給するのである。水に溶けている種々な物質のうちミネラルが最も健康に対する影響が大きいと考えられる。小林[99]は日本全国や諸外国の水源となる河川水，湖沼水中

のミネラル濃度を測定し，莫大なデータを収集した．その一部を抜粋して表60に示す．わが国の河川，湖沼の水は諸外国に比較してミネラルの含有量が低い．降雨量が多く，山の多い地形で河川の流れが速いから，ミネラルの溶解量が低くなるためと考えられる．表61に水道水の原水，浄水，水道栓から出る水のミネラル濃度の一例として東京都水道局から報告されている数値を示す．カルシウム，マグネシウムは浄水場の処理の影響はほとんど受けず，原水に含まれたものがそのまま水道水中に含まれる．これに対して，鉄，アルミニウム，マンガンなどの微量元素は浄水処理により大きく減少する．硬度とは水の中に含まれるアルカリ土類（カルシウム，マグネシウム，ストロンチウム，バリウム，ベリリウム）の総量であるが，カルシウムとマグネシウム以外は水中の濃度が低いので無視できる．わが国の硬度基準はカルシウムおよびマグネシウムの和をそれに対応する炭酸カルシウム（$CaCO_3$）の量10mg/lを硬度1度として示したものである．通常硬度100mg/l以下を軟水，以上を硬水と

表60　日本および世界各地域の河川・湖沼中ミネラル濃度（mg/L）

河川・湖沼	カルシウム	マグネシウム	ナトリウム	カリウム	リン	鉄
古座川（和歌山）	2.7	0.5	3.9	0.51	0	0.08
北上川（宮　城）	6.9	2.0	5.5	0.86	0.002	0.48
淀　川（大　阪）	7.7	1.3	6.0	1.45	0.015	0.43
琵琶湖（滋　賀）	7.9	1.5	4.3	0.82	0	0
信濃川（新　潟）	8.1	2.0	6.4	1.82	0.017	0.21
筑後川（福　岡）	9.2	2.3	7.8	2.55	0.020	0.34
吉野川（徳　島）	9.7	1.5	3.0	0.62	0	0.01
利根川（埼　玉）	14.2	3.9	6.2	1.40	0.003	0.09
阿寒湖（北海道）	16.7	7.7	24.0	3.95	0	0.10
多摩川（東　京）	17.9	1.9	4.1	0.99	0.004	0
白　川（熊　本）	20.2	13.8	14.9	5.21	0.032	0.10
日　本*	8.8	1.9	6.7	1.2		
北アメリカ*	21.0	5.0	9.0	1.4		
インド*	28.7	10.1	23.5	2.9		
ヨーロッパ*	31.1	5.6	5.4	1.7		
台　湾*	44.4	12.4	14.0	1.7		

＊平均値　　　　　　　（資料）小林純：水の健康診断，岩波新書，1971より抜粋

表61 水道水中のミネラル濃度

	原 水[1]	浄 水[1]	給水栓[2]
カルシウム	16.8	19.0	17.8
マグネシウム	3.6	3.5	3.5
ナトリウム	7.2	9.5	
塩素イオン	11.7	15.4	20.7
鉄	0.25	0.00	0.01
亜鉛	0.001	0.000	0.000
銅	0.00	0.00	0.00
マンガン	0.042	0.001	0.000
フッ素	0.10	0.09	
アルミニウム	0.12	0.01	0.03
セレン	0.000	0.000	0.000
鉛	0.000	0.000	0.000
砒素	0.001	0.000	0.000
カドミウム	0.000	0.000	0.000
水銀	0.00000	0.00000	0.00000
6価クロム	0.000	0.000	0.000
ニッケル	0.002	0.001	
アンチモン	0.0001	0.03	
ホウ素	0.03	0.003	
モリブデン	0.000	0.000	

（資料）東京都水道局：水質試験年報，平成9年　1）東村山浄水場　2）大田区

呼んでいる。東京都の水道水を1日に1.5l飲むと15〜30mgのカルシウムと6〜10mgのマグネシウムが補給できる。濃度が高くなっても健康に大きな悪影響を及ぼさない主要なミネラルは減少せず，過剰になると有害作用を示すおそれがある微量元素を減少させる浄水処理は，この面からも有意義であると考えられる。

　水の硬度（前述）が健康に関係するという説も古くからあった。小林は日本各地の河川・湖沼の水質と疾患の関係について検討し，水の酸性の地域（東北，北陸，南九州）は脳卒中の死亡率が高く，アルカリ性の地域（関西地方など）は脳卒中の死亡率が低いという報告[100]を行った。水のアルカリ度はカルシウム，マグネシウムの量とほぼ比例するから，

これを硬度と読み替えてもよい。この論文は国際的に反響を及ぼし、各国で追試が行われた。差がないという報告もいくつかあるが、世界中の多くの施設で硬水が循環器疾患の発生を抑制するという結果が報告されている。図77はシュレーダー[101]が米国50州の飲料水の硬度について報告した結果を著者が図に改変したもので、硬度と循環器疾患年齢調整死亡率の間には明らかな負の相関関係が認められる。この当時、米国ではマスコミでも硬水の効用が取り上げられ、週刊誌「タイム」は「硬い水は血管を軟らかくする」という記事を載せ、大衆にアピールした。この他にも多くの報告があり、飲料水中のミネラルが健康に影響を及ぼすことは確実である。現在、実施されている国民健康・栄養調査では水からのミネラル補給量は考慮されていない。今後の課題は、飲料水からどのようなミネラルをどの程度補給するのが適切かを検討することである。

図77 水の硬度と循環器疾患死亡率との関係

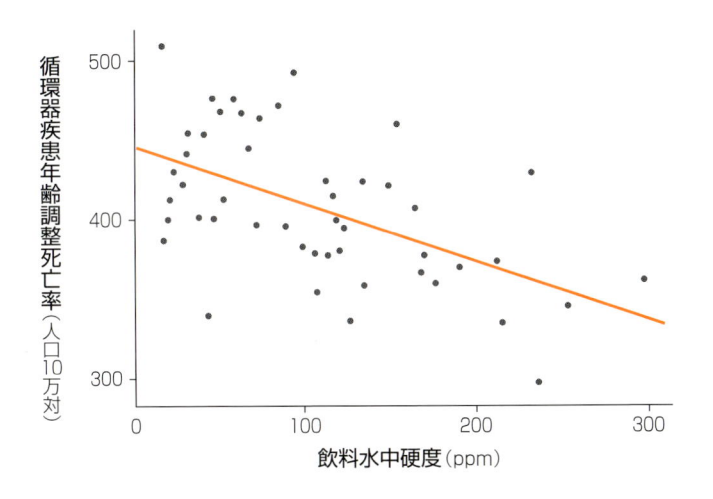

（資料）Schroeder HA: J Am Med Ass 172:1902, 1960.

2 ミネラルウォーター

　一般に市販されている飲料水でミネラルウォーターと呼ばれる水があることはほとんどの人が知っているであろう。安井の記述[102]によると1880（明治13）年に発売された「山城炭酸水」という商品がわが国の最初のミネラルウォーター（当時は鉱泉水という名称が用いられていた）であるという。初期の利用者はホテルに宿泊する外国人が大部分であった。そして、終戦後ミネラルウォーターという言葉をもち込み、鉱泉水という呼び名に置き換わり、ウイスキーの水割りなどに使用されるようになった。

　ミネラルウォーターの定義は「天然の鉱泉水・湧水や人工的にミネラルを加えた無機塩類を含む飲料水」とされている。しかし、上述のように水道水でもミネラルを含んでいるので、ミネラルウォーターと標榜するためには少なくとも水道水を超えたミネラルを含まなければならないと思われる。一方、日本農林規格（JAS）によるガイドラインでは容器入り飲料水は水道法による基準のうち硬度とpHを除く基準を満たした水としている。その中でナチュラルウォーターは「特定な水源から採水された地下水を原水とし、沈殿、濾過、加熱殺菌以外の物理的・化学的処理を行わないもの」、そしてナチュラルミネラルウォーターは「ナチュラルウォーターのうち地表から浸透し、地下を移動中または地下に滞留中に地層中の無機塩類が溶解した地下水を原水としたもの」とされている。さらにミネラルウォーターとは「ナチュラルミネラルウォーターを原水とし、品質を安定させる目的などのためにミネラルの調整、曝気、複数の水源から採水したナチュラルミネラルウォーターの混合などが行われているもの」と定義されており、過熱殺菌が義務づけられている。

　しかし、ヨーロッパでは善玉の細菌を保護するという意味からミネラルウォーターを殺菌処理することが禁じられているため、EUから輸入されているミネラルウォーターは殺菌処理がされていない。

3 飲用アルカリ性電解水（アルカリイオン水）

　電解水とは水道水や薄い食塩水などを直流電流で電気分解処理して得られる水溶液の総称である。この中で健康に関係する主要なものは洗浄消毒など衛生管理に用いられる外用酸性電解水と飲用を目的とする飲用アルカリイオン水の2種類である。図78に電解水を作る機器の構造模式図を示す。図に示すように電解部は隔膜で二槽に仕切られ、それぞれ陰極および陽極となる電極が設けられている。隔膜はイオンを通過させるから、両電極を通じて電流を流すと陰イオンは陽極に、陽イオンは陰極に引き寄せられる。電荷のない水そのものは移動しない。陰極側の水はアルカリ性となり飲用に供せられ、陽極側の水は酸性となり消毒などに利用される。表62に両イオン水の性状を示す。ORPとは酸化還元電

図78　電解部の構造模式図

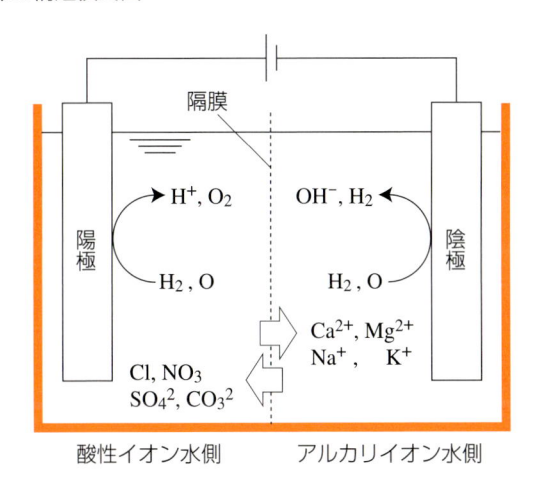

表62　生成水の性状

	pH	ORP	陽イオン	陰イオン	溶存気体
アルカリイオン水	9～10	低い	増加	減少	水素
酸性イオン水	4～6	高い	減少	増加	酸素

位のことで，溶液の酸化力，還元力の強さを示す指標である。大きな正の数値を示す方が酸化力が強い。

　酸性電解水は水道水に食塩を添加し0.1％以下の薄い食塩水とし，上に示した装置で電解し得られる陽極側に生じる酸性の水で，病原細菌や薬剤に耐性をもった菌などに対して強力な殺菌作用を有し，しかもヒトや環境に対する安全性の高い水で，多方面で利用されている。ただし，強酸性電解水は飲用不適であり飲むことはできないので本書では割愛する。

　アルカリイオン水の歴史は古く，シンノオル電機の諏訪方季氏が電解水の動植物への影響について研究を開始した1931（昭和6）年にさかのぼる。1952（昭和27）年，最初の水電気分解装置が開発され，当初は農業への応用効果が検討された。1958（昭和33）年，医師による臨床実験や利用者による使用体験などの後押しを受け「シンノオル液製造機」として発売され，1960（昭和35）年，シンノオル医学薬学研究会が発足し，医療面での実用化の期待が高まった。1965（昭和40）年，厚生省薬務局長通知により「陰極水は飲用して慢性下痢，消化不良，胃腸内異常発酵，制酸，胃酸過多に有効である」「陽極水はアストリンゼン液として用いられる」という効能・効果により薬事法施行令による家庭用医療用具として承認された。翌1966（昭和41）年に「シンノオル液製造機」が旧厚生省の承認を受け，医療用物質生成器として認可され発売された。

　1992（平成4）年，テレビで「驚異の水」という番組が放映されアルカリイオン水ブームが起こったが，その過熱振りを危惧した国民生活センターが商品テストを実施し，以下の疑問が提起された。その内容は①アルカリイオン水はカルシウム栄養の改善に有効か？　②制酸効果はあるのか？　③腹部愁訴の軽減に対して有効なのか？　というものであった。マスコミからも効能・効果に対する疑問が提起され，国会での審議を経て，旧厚生省は業界の団体である（社）アルカリイオン整水器協議会に対して品質・有効性・安全性について現時点での科学技術の進歩に対応したデータを収集することを指示した。これに対して協議会は著者にこの検討を依頼してきたのである。

その時，提示された検討項目は①アルカリイオン水の飲用における安全性の再確認。②現在承認されている効能・効果（消化不良，胃酸過多，制酸，慢性下痢，胃腸内異常発酵に対する改善効果）に対する有効性の客観的な試験方法による再確認。③国民生活センターが提示した3つの疑問（前掲）に対する回答。④その他アルカリイオン水に関する研究を高い学術的内容をもったレベルに押し上げるような研究。であった。そして各分野の専門家よりなるアルカリイオン整水器検討委員会が結成され研究が行われ，物性試験，動物安全性試験で安全性が証明された。

　臨床試験は安全性試験と数種類の有効性試験が行われたが，最も客観的なデータが得られた比較臨床試験[103]について紹介する。この試験は，二重盲検法による試験を実施した。二重盲検法とは薬効を臨床上正しく評価する方法で，心理的影響を避けるため研究者も研究の対象になる被検者も治療薬（この場合はアルカリイオン水）と偽薬（プラセボ：この場合は水道水の塩素臭を被検者に気づかれるのを避けるため，水道水から活性炭で塩素を除去した水）の区別を知らせず，第三者である成績判定者（コントローラー）だけがその区別を知って研究を行う方法で，信頼性の高い結果が得られるのである。対象は腹部愁訴を有する20歳以上の外来患者で同意を得た者とし，外見上判別不能なアルカリイオン整水器あるいはプラセボ器より生成したpH9.5のアルカリイオン水または水道水を毎日500ml，4週間飲用してもらった。コントローラー（京都大学医学部医療情報部，高橋隆教授）は各患者に両機器をランダムに割付けキーコードを試験終了まで密閉保管した。症例を集めるのに時間がかかり，試験は3年半の長期にわたったが，結局解析可能な症例はアルカリイオン水群84例，プラセボ群79例となった。

　飲用期間が終了しコントローラーによりキーがオープンされ解析を行った。全症例についての腹部症状の総合改善度をwilcoxon検定法で検定を行った結果では有意差が認められなかったが，アルカリイオン水群がプラセボ群より有効であるという傾向が認められた。そこで，これを有効群，非有効群に分けてχ^2（カイ二乗）の検定という検定法で解析してみた。その結果を図79に示す。この検定ではアルカリイオン水飲用

群が有意に改善を示している。(統計的な有効性検定には種々な方法があり，どのような検定方法を用いるかということは結果を解析する上に重要である。)。また現実的には重症患者をアルカリイオン水のみで治療するのは適切ではないのでこれらの患者を除いて，飲用前の症状が軽症であった83例について解析すると図80に示すようにwilcoxon検定でもアルカリイオン水群はプラセボ群に比して有意に有効であるという結果が得られた。飲用前後における便性状の変化を図81に示す。プラセボ群でもかなり改善が認められるため有意差はなかったが，アルカリイオン水群の方が明らかに改善度が高かった。「水を飲むと便秘がなおる」ということは昔から言い伝えられてきた事実であるが，今回の試験で水道水の飲用（プラセボ）でも便性状の改善がみられたことはこの言い伝えが科学的に証明された初めての事例かもしれない。また，筆者はこれまで種々の医薬品の開発に際して，二重盲検試験のコントローラーとなった経験があり，有意差が出ることがいかに困難であるかよく知っている。したがって，内心では今回の試験でも有意差が出るとは予想していなかったのであるが，このような結果が出たことは驚きであった。

図79　全体における総合改善度

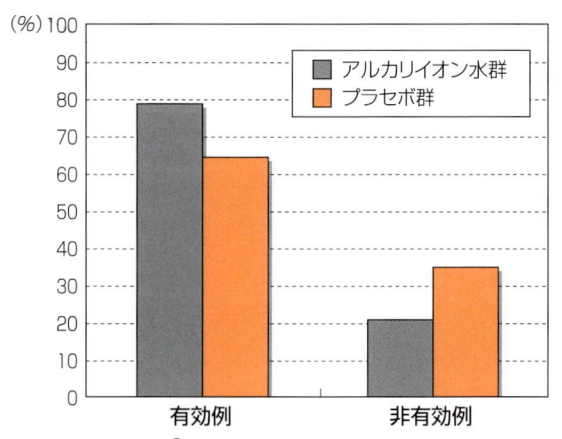

(比較臨床試験) X^2 検定でアルカリイオン水群とプラセボ群間に有意差 ($p<0.05$) あり

以上の臨床試験の結果，厚生省（現厚生労働省）から提示された現在承認されている効能・効果の再確認が達成され，国民生活センターからの疑問の一つにも答えられたものと考える。

図80　軽症例における総合改善度

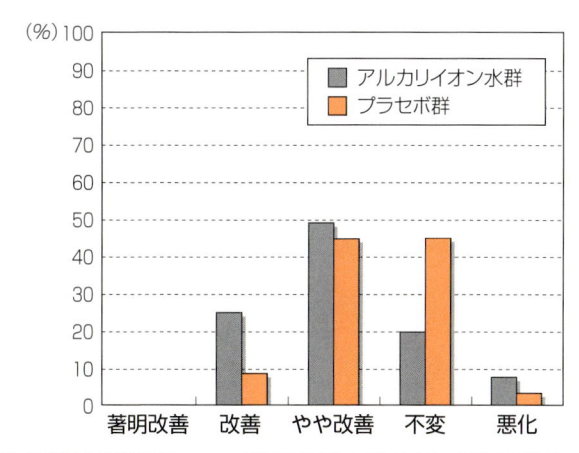

（比較臨床試験）Willcoxon 検定でアルカリイオン水群とプラセボ群間に有意差（$p<0.05$）あり

図81　飲用前後における便性状の変化

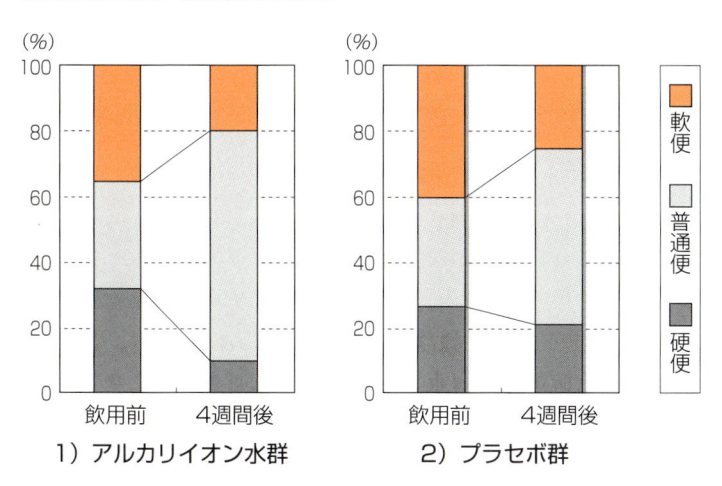

1）アルカリイオン水群

2）プラセボ群

B-7章　機能水　171

ここではアルカリイオン整水器検討委員会における研究経過について記載した。この研究は産学協同の形で行われ1999（平成11）年，厚生省（現厚生労働省）に報告書を提出し，初期の目的は終了した。この研究は莫大な労力，時間，費用がかかったが著者は予想外の成功を収めたものと考えている。

4 海洋深層水

　海水は食塩を初めとして多くのミネラルを含有しているので，海水から食塩を除いて，日本人が不足するミネラル・微量元素を海水から補給するという考え方がある。そこで，海で深度200mより深いところに存在する密度が高くなって深層に沈んでいる海洋深層水（deep ocean water）と呼んでいる水に注目が集まった。このような海の深いところでは日光も差し込まないので低温である。植物プランクトンの光合成は行われず有機物は分解されて無機物と炭酸ガスとなって水に溶けている。したがって，有機物質などの汚染物質は少なく，有機物を利用する微生物類もほとんどない，そして対流も起こらないので水質は安定しているという特徴がある[104]。

　1989（平成元）年に高知県室戸市に深層水揚水施設が造られ，1999（平成11）年に深層水から逆浸透膜により食塩を除去した脱塩深層水をベースとした化粧水が発売された。1999（平成11）年には脱塩深層水に深層水のにがり成分（海水から製塩した後に残る母液で，主成分は塩化マグネシウムであるが，カルシウム，微量元素，除去され残ったナトリウムなどを含む）を添加してカルシウムとマグネシウム濃度を高めた飲料水が販売された。その後，深層水ブームが起こり多種類の深層水製品が販売されている。しかし，現状は深層水を一部加えたものも深層水として市販されており，製品によるばらつきも大きい。表63に海水，海洋深層水，市販海洋深層水，水道水源水（原水）のミネラル濃度を示す。海水，海洋深層水，水道水源は地域や採取時期により変動するし，市販海洋深層水は製造方法など企業の姿勢により異なるので参考のため

一例を示したものである。

さて，深層水の利点は含有されるミネラルが豊富であることと，汚染物質が存在しないことであると思われる。それ以外の健康に対する特異的な深層水の科学的根拠のある機能は現時点では不明である。

表63　海水[*1]，海洋深層水[*2]，市販海洋深層水[*3]，水道原水[*4]のミネラル濃度

ミネラル	海　水	海洋深層水	市販海洋深層水	水道原水
ナトリウム	10,780	11,050	74	
マグネシウム	1,280	1,326	200	3.6
カルシウム	412.4	426	71	16.8
カリウム	399.2	419	69	
リン	0.06	0.177		
鉄	0.00003	0.0002		0.25
亜鉛	0.0004	0.0006		0.001
銅	0.0001	0.0002		0.00
マンガン	0.00002	0.0003		0.000
ヨウ素	0	0.058		

*1：北太平洋海域（出典）原口紘炁：ミネラルの事典．朝倉書店，p.17，2003．
*2：室戸海洋深層水
*3：海洋深層水を脱塩し硬度 1,000mg/L に調整．100％海洋深層水の一例（赤穂化成）
*4：東京都東村山浄水場（前掲）

付記 さらなる科学的根拠を必要と考えられる栄養補助食品

　核酸，コラーゲンなどを栄養補助食品として利用するためには，ヒトを対象にした研究で生体内利用率を明確にした研究が必要である。経口的に摂取したときに胃腸内でどのように変化するか，また変化しない核酸やコラーゲンが腸管から吸収され，血液中に検出されるかというデータである。ゲルマニウムについては抗腫瘍作用をうたうためには，やはりヒトを対象にした研究で免疫増強作用を証明する必要がある。

文献

1) 慈恵医大創立85年記念事業委員会：高木兼寛伝．中央公論事業出版，東京，1965．
2) 厚生労働省策定：日本人の食事摂取基準（2005年版）．第一出版，東京，2005．
3) 平成15年度国民健康・栄養調査報告　平成17年8月　厚生労働省，2005．
4) Gibson GE, et al: Reduced activities of thiamine-dependent enzymes in the brain and peripheral tissues of patients with Alzheimer's disease. Arch Neurol 45: 836-840, 1988.
5) Butterworth RF, et al: Thiamine-dependent enzyme changes in the brain and peripheral tissues of patients with Alzheimer's disease. Metab Brain Dis 5: 179-184, 1990.
6) 糸川嘉則：成人病とB群ビタミン．美濃真，糸川嘉則，小林正編：成人病とビタミン．学会センター関西，大阪，59-86，1996．
7) Kretsch MJ, et al: Electroencephalographic changes and periodontal status during short-term vitamin B_6 depletion of young non-pregnant women. Am J Clin Nutr 53: 1266-1274, 1991.
8) Tucker KL, et al: Dietary intake pattern relates to plasma folate and homocysteine concentration in the Framingham Heart Study. J Nutr 126: 3025-3031, 1996.
9) Selhub J, et al: Vitamin status and intake as primary determinants of homocysteinemia in an elderly population. J Am Med Assoc 270: 2693-2698, 1993.
10) Darby WJ, et al: Vitamin B_{12} requirement of adult man. Am J Med 25: 726-732, 1958.
11) Sullivan LW, et al: Studies on the minimum daily requirement for vitamin B_{12}. Hematopoietic responses to 0.1 microgram of cyanocobalamin or coenzyme B_{12} and comparison of their relative potency. N Engl J Med 272: 340-346, 1965.
12) 稲田雅美，他：神経系とビタミンB_{12}について．脳と神経　31: 963-972, 1979．
13) Okawa M: Vitamin B_{12} treatment of sleep-wake rhythm disorders. Sleep 13: 15-23, 1990.
14) Levine M, et al: Vitamin C pharmacokinetics in healthy volunteers; evidence for a recommended dietary allowance. Proc Natl Acad Sci USA 93: 3704-3709, 1986.
15) Melethil S, et al: Dose-dependent absorption and excretion of vitamin C in humans. Int J Pharmaceut 31: 83-89, 1986.
16) Frei B: Vitamin C as antiatherogen: Mechanism of action. (Packer LF, Fuchs

J, eds: Vitamin C in health and disease) Marcel Dekker Inc, New York, 163-182, 1997.
17) 吉岡満城，他：ビタミンCの抗動脈硬化作用と一酸化炭素．ビタミン 65: 605-615, 1999.
18) 加藤範久，他：ビタミンCの抗酸化作用と一酸化窒素．ビタミン 73: 496-497, 1999.
19) 鈴江緑衣郎：ビタミンCはがんを治さない．PaulingとMayo Clinicとの5年間にわたる論争の結論．日本ビタミン学会編：ビタミンと医学．化学同人，東京，170-174, 1989.
20) Pauling L: Vitamin C and the Common Cold. W.H.Freeman Co., San Francisco, 1970.
21) Olson JA: Recommended dietary intakes (RDA) of vitamin A in humans. Am J Clin Nutr 45: 704-716, 1987.
22) Fujimaki K:Formation of gastric carcinoma in albino rats fed on deficient diet. J Cancer Res 10: 469-477, 1926.
23) Bollag W: Effects of vitamin A acid on transplantable and chemically induced tumors. Cancer Chemother Rep 55: 53-58, 1971.
24) 中村憲昭：ビタミンAの臨床と疫学．日本ビタミン学会編：ビタミンの事典．朝倉書店，東京，40-45, 1996.
25) The Alfa-Tocopherol, Beta-Carotene Cancer Prevention Study Group: The effect of vitamin E and beta-carotene on the incidence of lung cancer and other cancers in male smokers. New Eng J Med 330: 1029-1035, 1994.
26) Omenn GS, et al: Effects of a combination of beta-carotene and vitamin A on lung cancer and cardiovascular disease. New Eng J Med 334: 1150-1155, 1996.
27) 小林正：日光照射とビタミンDの栄養について．衛生化学 31: 156-170, 1985.
28) Narang NK, et al: Role of vitamin D in pulmonary tuberculosis. J Assoc Physicians India 32: 185-188, 1984.
29) 西井易穂：活性型ビタミンDの骨粗鬆症治療剤としての評価．ビタミン 72: 193-204, 1998.
30) Morinobu T, et al: The safety of high-dose vitamin E supplementation in healthy Japanese male adults. J Nutr Sci Vitaminol 48: 6-9, 2002.
31) Charakanpous FC, et al: Effect of age and diet on development of cataracts in the diabetic rat. Am J Physiol 161: 540-544, 1950.
32) Stephans NO, et al: Randomized controlled trial of vitamin E in patients with coronary disease; Cambridge Heart Antioxidant Study. Lancet 347: 781-786, 1996.
33) 中山健太郎：乳児ビタミンK欠乏性出血症の疫学．周産期医学 12: 1029-

1034, 1982.
34) Suttie JW, et al: Vitamin K deficiency from dietary vitamin K restriction in humans. Am J Clin Nutr 47: 475-480, 1988.
35) 糸川嘉則, 他：ビタミンK, その生理作用. Health Digest 3: 1-6, 1988.
36) Asakura H, et al: Vitamin K administration to elderly patients with osteoporosis induces no heostatic activation, even in those with suspected vitamin K deficiency. Osteoporosis Int 12: 996-1000, 2001.
37) 平池秀和, 他：分娩前の母体へビタミンK_2シロップ投与の検討. ビタミン 63: 25-28, 1989.
38) 細井孝之：骨粗鬆症とビタミンK. 日本ビタミン学会編：ビタミンの事典. 朝倉書店, 東京, 136-140, 1996.
39) 西澤良記, 他：骨粗鬆症の治療薬としてのビタミンK. ビタミン 69: 433-439, 1995.
40) Faskanich D, et al: Vitamin K intake and hip fractures in women: a prospective study. Am J Clin Nutr 69: 74-79, 1999.
41) 宮川隆之, 他：ビタミンKの抗がん作用. ビタミン 74: 74-76, 2000.
42) 柘植治人：PQQは哺乳類にとってビタミンか. ビタミン 68: 451-457, 1994.
43) Reed LJ: Regulation of mammalian pyruvate dehydrogenqase complex by phosphorylation and dephosphorylation. Gubler CJ, Fujiwara M, Dreyfus PM, eds: Thiamine 19-27 John Wiley & Sons Inc. New York, 1976.
44) 糸川嘉則：最新ミネラル栄養学. 健康産業新聞社, 東京, 2000.
45) Karppanen H, et al: Minerals and sudden coronary death. Adv Cardiol 25: 9-4, 1978.
46) Prasad AS, et al: Hypocupremia induced by zinc therapy in adults. J Am Med Assoc 240: 2166-2168, 1978.
47) Yadrick MK, et al: Iron, copper and zinc status: Response to supplementation with zinc or zinc and iron in adult females. Am J Clin Nutr 49: 145-150, 1989.
48) Joint National Committee on prevention, detection, evaluation, and treatment of high blood pressure. The sixth report of the Joint National Committee on prevention, detection, evaluation, and treatment of high blood pressure. Arch Intern Med 157: 2413-2446, 1997.
49) Welten DC, et al: A meta-analysis of the effect of calcium intake on bone mass in young and middle aged females and males. J Nutr 125: 2802-2813, 1995.
50) Whiting SJ, et al: Factors that affect bone mineral accrual in the adolescent growth spurt. J Nutr 134: 696S-700S, 2004.
51) Uenishi K, et al: Calcium requirement estimated by balance study in elderly Japanese people. Osteoporosis Int 12: 858-863, 2001.

52) Nishimuta M, et al: Magnesium intake and balance in the Japanese population. Advances in magnesium research: Nutrition and Health.（Rayssiguier Y, Mazur A, Durlach J, eds）197-200, 2001.
53) Jones JE, et al: Magnesium requirements in adults. Am J Clin Nutr 20: 632-635, 1967.
54) Green R, et al: Body iron excretion in man: a collaborative study. Am J Med 45: 336-352, 1968.
55) 田中結華，他：褥瘡を持つ寝たきり高齢者の栄養評価に関する研究．微量栄養素研究 16: 165-170, 1999.
56) 富田寛：味覚異常．糸川嘉則編：ミネラルの事典．朝倉書店，東京，621-635, 2003.
57) Takagi Y, et al: Clinical studies on zinc metabolism during total parenteral nutrition as related to zinc deficiency. J Parent Ent Nutr 10: 195-202, 1986.
58) Food and Nutrition Board, Institute of Medicine. Zinc. In: Dietary reference intakes for vitamin. A, vitamin K, arsenic, boron, chromium, copper, iodine, iron, manganese, molybdenum nickel, silicon, vanadium, and zic. 442-501, 2001.
59) Cartwright GE: Copper metabolism in human subjects. Copper Metabolism.（McElroy WD, Glass G, eds）The Johns Hopkins Press, Baltimore, 274-314, 1950.
60) Aggett PJ, et al: Adaptation to high and low copper intakes: its relevance to estimated safe and adequate daily dietary intakes. Am J Clin Nutr 67: 1061S-1063S, 1998.
61) Pratt WB, et al: Lack of effects of copper gluconate supplementation. Am J Clin Nutr 42: 681-682, 1985.
62) Ge KY, et al: The protective effect of selenium against viral myocarditis in mice.（Combs GF, Lavander OA, Spallholz JE eds: Selenium in Biology and Medicine）. Part B 761-768, Van Nostrand Reinhold New York, 1987.
63) Schrauzer GN, et al: Lithium in drinking water and the incidences of crimes, suicides, and arrests related to drug addictions. Biolog Trace Ele Res 25: 105-113, 1990.
64) Schrauzer GN, et al: Lithium in scalp hair of adults, students, and violent criminals. Biolog Trace Ele Res 34: 161-176, 1992.
65) 小野哲，他：リチウム．糸川嘉則編：ミネラルの事典．407-414, 2003.
66) 桜井弘：バナジウム．糸川嘉則編：ミネラルの事典．337-353, 2003.
67) 米谷民雄：薬学領域における元素．千葉百子，鈴木和夫編：健康と元素．南江堂，東京，185-193, 1996.
68) Burkitt DP, Trowell HC: Refined carbohydrate foods and disease, some

implications of dietary fibre. Academic Press, London & New York, 1975.
69) 桐山修八：食物センイの栄養学的効果. 科学と生物 18: 95-105, 1980.
70) 奥恒行, 他：各種食物繊維素材のエネルギー推算値. 日本食物繊維研究会誌 8: 81-86, 2002.
71) 小町喜男, 他：脳卒中危険因子の再検討　最新医学 32: 2264-2269, 1977.
72) 上島弘嗣, 他：脳卒中と栄養. 成人病 14(1): 42-54, 1973.
73) 小西正光：脳卒中の病理的検討. 成人病 14(2): 1-16, 1974.
74) Mensink PP, et al: Effects of dietary fatty acids and carbohydrates on ratio of serum total to HDL cholesterol and on serum lipids and apolipoproteins: a meta-analysis of 60 controlled trials. Am J Clin Nutr 77: 1146-1155, 2003.
75) Shimamoto T, et al: Trends for coronary heart disease and stroke and their risk factors in Japan. Circulation 79: 503-515, 1989.
76) Hayes KC, et al: British nutrition foundation's task force: Unsaturated fatty acids, nutritional and physiological significance. 1-211 Chapman & Hall, London, 1992.
77) Iso H, et al: Fat and protein intakes and risk of intraparenchymal hemorrhage among middle-aged Japanese. Am J Epidemiol 157: 32-39, 2003.
78) McGee D, et al: The relationship of dietary fat and cholesterol to mortality in 10 years: the Honolulu Heart Program. Int J Epidemiol 14: 97-105, 1985.
79) Iso H, et al: Linoleic acid, other fatty acids, and the risk of stroke. Stroke 33: 2086-2093, 2002.
80) Pearce ML, et al: Incidence of cancer in men on a diet high in polyunsaturated fat. Lancet 1: 464-467, 1971.
81) 奥山治美：リノール酸摂取過剰と成人病. 一方向転換が進む脂質栄養指針一. 柘植治人, 高瀬幸子, 武藤泰敏編：成人病予防からみた脂肪の選択. 89-122, 1996.
82) 菅野道廣：食事脂肪と健康　－どのような基準で選択するか－. 柘植治人, 高瀬幸子, 武藤泰敏編：成人病予防からみた脂肪の選択. 123-146, 1996.
83) Zock PL, et al: Linoleic acid intake and cancer risk: a review and meta-analysis. Am J Clin Nutr 68: 142-153, 1998.
84) Marckmann P, et al: Fish consumption and coronary heart disease mortality. A systematic review of prospective cohort studies. Eur J Clin Nutr 53: 585-590, 1999.
85) Hu FB, et al: Fish and omega-3 fatty acid intake and risk of coronary heart disease in women. J Am Med Assoc 287: 1815-1821, 2002.
86) Hu FB, et al: Dietary intake of alpha-linoleic acid and risk of fatal ischemic heart disease among women. Am J Clin Nutr 69: 890-897, 1999.
87) Ogata T, et al: Effect of Bifidobacterium Longum BB536 administration on the

intestinal environment, defecation frequency and fecal characteristics of human volunteers. Biosci Microflora 16: 53-58, 1997.
88) 製糖工業会技術管理部会編：砂糖およびその他甘味料の栄養と安全性．製糖工業会，1988.
89) 家森幸男：大豆イソフラボン．吉川敏一，辻智子編：機能性食品ガイド．講談社，東京，306-317, 2004.
90) 福井寛, 他：イソフラボン摂取が骨代謝に及ぼす影響．第51回日本栄養・食糧学会報告，172, 1997.
91) Unfer V, et al: Endometrial effects of long term treatment with phytoestrogens: a randomized double-blind, placebo-controlled study. Fertility and Sterility 82: 145-148, 2004.
92) Imai K, et al: Cross sectional study of effects of drinking green tea on cardiovascular and liver disease. Br Med J 310: 693-696, 1995.
93) Hase T, et al: Anti-obesity effects on tea catechins in humans. J Oleo Sci 70: 63-69, 2001.
94) 小林加奈理, 他：L-テアニンのヒトの脳波に及ぼす影響．農芸誌 72: 153-157, 1998.
95) Itokawa Y, et al: Effect of S-methylcysteine sulfoxide, S-allylcysteine sulfoxide and related sulfur containing amino acids on lipid metabolism of experimental hypercholesterolemic rats. J Nutr 103: 88-92, 1973.
96) 中村治雄, 他：コレステロール代謝に及ぼすS-methyl-l-cysteine sulfoxideの作用 (2) コレステロール-4-14Cおよびコール酸-24-14Cに由来する物質の糞への排泄．肝臓 12: 678-681, 1971.
97) 内野碩, 他：S-Methylcysteine sulfoxideの栄養学的価値に関する研究 (1) S-Methylcysteine sulfoxide (Methiin) 投与のラッテの成長及び組織に及ぼす影響．日本衛生学雑誌 27: 248-252, 1972.
98) Smith RH: Kale poisoning. Rep Rowett Inst 30: 112-131, 1974.
99) 小林純：水の診断学．岩波新書，東京，1971.
100) Kobayashi J: On geographical relationship between the chemical nature of river water and death rate from apoplexy. Ber Ohara Inst 11: 12-21, 1957.
101) Schroeder HA: Relation between mortality from cardiovascular disease and treated water supplies. J Am Med Assoc 172: 1902-1908, 1960.
102) 安井昌之：飲料水とミネラル．糸川嘉則編：ミネラルの事典．朝倉書店，487-519, 2003.
103) 田代博一, 他：慢性下痢に対するアルカリイオン水の有効性の臨床的検討―double blind placebo control studyによる―．消化と吸収 23: 52-56, 2000.
104) 高橋正征：海洋深層水の特徴と利用．FOOD STYLE21 8: 73-76, 2003.

日本語索引

あ

亜鉛　120
　——欠乏症　87
　——と銅のバランス　104
　——の食事摂取基準　121
亜鉛-スーパーオキシド
　ジスムターゼ　105
亜鉛・銅比率　125
アガリスク　159
悪性腫瘍　66
悪性貧血　54
悪玉菌　146
アシドーシス　35
アスコルビン酸　57
アセチルカルニチン　86
アセチルコリン　89
アデノシルコバラミン　54
アデノシン三リン酸　113
アトピー性皮膚炎　141
亜慢性毒性試験　7
アメリカ/カナダ食事
　摂取基準　123
アメリカ栄養評議会　17
アルカリイオン水　167
アルカリ土類　163
アルカロイド　154
アルカローシス　110
アルギン酸　129
アルツハイマー性認知症
　　35
暗順応　63
安全な上限目安量　153
安定同位元素　123
亜急性毒性試験　7

い

異形成　68
イシナギ　65
異性化乳糖　150
イソフラボン　151
　——摂取比率　152
一価不飽和脂肪酸　137
一酸化窒素（NO）　61, 152
イニシエーション　159
イニシエーター　160
イヌイット　143
イノシトール　86
医薬品と食品の区分　15
医療用物質生成器　168
インフルエンザ感染症　62
飲用アルカリ性電解水　167
飲料水　162

う

ウエルニッケ・
　コルサコフ症候群　32
ウエルニッケ脳症　33

え

エイコサペンタエン酸　143
栄養改善法　4, 5
栄養機能食品　4, 9
　——制度の基準　11
栄養所要量　18
栄養素作用　28
栄養表示項目の例　10
栄養補助食品　2
　——，摂取の現状　24
　——，問題点　14
疫学研究　17, 68
エストロゲン　47, 151

エストロゲン受容体　152
エピネフリン　156
エリオシトリン　88
塩素消毒　161

お

黄緑色野菜　66
悪阻　47
オプシン　64
オロット酸　90
　——尿症　90

か

壊血病　57
χ^2（カイ二乗）検定　169
海藻多糖類　129
潰瘍　88
外用酸性電解水　167
海洋深層水　172
外用薬　125
化学合成多糖類　129
化学修飾多糖類　129
科学的根拠　6, 16, 174
核黄疸　82
核酸　50
学術用語　2
角膜乾燥症　63
過酸化脂質　42, 76, 145
過剰症　65
過剰のリスク　19
化生　68
風邪症候群　62
脚気　32
活性酸素　76
家庭用医療用具　168
カテキン　153
加熱殺菌　166

カフェイン	155
鎌状赤血球貧血	104
カラギーナン	130
ガラクトオリゴ糖	148
カリウム	108
——の食事摂取基準	109
カルシウム	109
——拮抗剤	116
——とマグネシウムのバランス	103
——の食事摂取基準	111
カルニチン	85
——欠乏性ミオパチー	86
カルボキシメチルセルロース	129
カロテノイド	62, 68
がん	62
——の抑制	69
眼球運動障害	34
乾式脚気	32
眼精疲労	41
関節痛	58
完全静脈栄養	34
肝臓疾患	90
寒天	129

き

規格基準型	4
奇形	50
奇形児の出産予防	53
キチン	129, 135
拮抗作用	101
基底細胞がん	68
キトサン	129, 135
機能水	162
——研究振興財団	162
機能性食品	6
記銘力低下	33
ギャバ	157
急性骨髄性白血病	68
急性毒性試験	7
強化食品	4, 24
強調表示の例	10

——，相対表示	10
——，絶対表示	10
虚血性心疾患	61, 93, 144
魚類摂取	143
キレート	120
金	127
銀	127

く

クリプトキサンチン	62
グルコース利用促進作用	126
グルタチオン・レダクターゼ	42
くる病	70
グルメチオン・ペルオキシダーゼ	125
クレーブス回路	48
クロム	125
——含有耐糖因子	125

け

経口避妊薬（ピル）	47
けいれん	45
ケール	158
——中毒症	158
血液凝固	80, 111
血液中ホモシステイン濃度	51
血液脳関門	157
血管壁	114
——細胞	116
血管弛緩因子	61
血管収縮	105
血管の壊死	136
血管の抵抗力	105
月経	117
血色素量低値	119
血漿中n-3系脂肪酸濃度	144
血清ホモシステイン濃度	52
血栓症	79

血中副甲状腺ホルモン	70
血糖上昇抑制作用	132
下痢	114
ゲル化	135
減塩食品	108
健康強調食品	6
健康障害非発現量	77
健康食品	2
——，問題点	14
健康増進法	5
健康被害発現量	153
健康保持効果	2
原水	161
元素	95
腱反射減弱	33
健忘症	33

こ

口角炎	41
高カルシウム血症	73, 110
高血圧	61, 100, 105
抗酸化作用	93, 120, 122
抗酸化ビタミン	44
抗脂肪肝作用	87
抗白髪因子	91
口唇炎	41
硬水	165
抗ストレスビタミン	50
厚生省生活衛生局	2
抗生物質	42, 146
厚生労働省	16
鉱泉水	166
硬度	163
高度不飽和脂肪酸	76
高比重リポ蛋白質	79
高ビリルビン血症	82
抗貧血作用	58
高分子物質	100
興奮性	113
興奮伝導	35
高齢者	110
高齢者用食品	5
コエンザイムQ_{10}	93

国際単位	63, 70
コクサッキーウイルス	125
克山病	126
国民・健康栄養調査結果	30
個人と集団	23
骨吸収	110
骨形成	110
骨折	70, 110
骨粗鬆症	8, 70, 83, 110, 151
——患者	75
骨軟化症	70
骨密度	110
骨量減少	110
コプロスタノール	147
個別許可型	4
米糠	37
コラーゲン生成作用	58
コリン	89
——アセチラーゼ	89
コルサコフ症	33
コレステロール	158
——代謝	132
コントローラー	169

さ

サーカディアンリズム	57
菜食主義者	54
細胞外液量	102, 106
細胞内情報伝達作用	111
酢酸	131
作話症	33
殺菌	125
——作用	168
サルファ剤	91
酸・塩基平衡	102
酸化還元反応	42, 58
酸化ストレス	125
三叉神経痛	57
酸素運搬	117
酸敗	75

し

痔	131
シアノコバラミン	54
紫外線	70
——照射による ビタミンD生成量	72
子宮内膜増殖症	153
試験管内の実験結果	14
自殺	126
脂質パーオキシラジカル	76
脂質ラジカル	76
シスタチオニンβシンターゼ	51
シスタチオニン合成酵素	51
シスプラチン	127
湿式脚気	32
疾病リスク	8
失明	63
シナプス	157
シビ・ガッチャキ病	41
視物質	64
脂肪	136
——エネルギー比率	136
——肝	87, 90
習慣性流産	75
周期律表	101
羞明	41
出血	58
——性疾患	88
主要ミネラル	95
循環器疾患	51, 113
——予防	53
循環血液量	33, 105
純水	162
消炎	125
条件付き特定保健用食品	7
上限量（UL）	20
浄水処理	163
焦性ぶどう酸（ピルビン酸）	35

脂溶性ビタミン	29
静脈瘤	131
蒸留水	162
食塩	105
食事摂取基準	18
——，各指標を理解する模式図	22
——，食塩	106
食事中カルシウム・マグネシウム比	103
褥瘡	120
食品安全委員会	160
食品群別食物繊維摂取量	134
食品群別摂取比率	
亜鉛	122
カリウム	107
カルシウム	112
脂肪	138
鉄	119
銅	124
ナトリウム	107
パントテン酸	49
ビタミンA	67
ビタミンB_1	38
ビタミンB_2	44
ビタミンB_6	47
ビタミンD	74
ビタミンE	78
ビタミンK	84
マグネシウム	116
葉酸	53
食品中含有量	
EPA・DHA量	145
亜鉛量	121
カリウム量	109
カルシウム量	112
脂肪含有量	138
食塩量	106
鉄量	119
銅量	124
パントテン酸量	49
ビタミンA量	67

食品中含有量
　ビタミンB_1量　　　37
　ビタミンB_2量　　　43
　ビタミンB_6量　　　46
　ビタミンB_{12}量　　56
　ビタミンC量　　　　60
　ビタミンD量　　　　74
　ビタミンE量　　　　78
　ビタミンK量　　　　84
　マグネシウム量　　115
　葉酸量　　　　　　53
　リノール酸量　　　142
食品表示マーク　　　　13
食品の栄養表示基準制度 9
食品の表示例　　　　　10
植物ガム　　　　　　129
食物繊維　　　　　　128
　──の食事摂取基準　133
食薬区分　　　　　　15
脂漏異状　　　　　　41
心筋梗塞　　　　　　79
心筋収縮力　　　　　155
神経異常症状　　　　32
神経管閉鎖不全　　 8, 50
神経伝達物質　　　45, 157
人工栄養児　　　　　80
腎性骨疾患　　　　　74
新生児メレナ　　　　80

す
水銀　　　　　　　　127
推奨量　　　　　　　20
推定エネルギー必要量
　（EER）　　　　　　19
推定平均必要量（EAR）
　　　　　　　　　　20
　──に達しない者の比率
　　　　　　　　　30, 98
水道原水　　　　　　173
出納試験　　　　　114, 120
水道水　　　　　　　162
水道普及率　　　　　162
睡眠覚醒リズム　　　57

水溶性食物繊維（SDF）
　　　　　　　　　　128
水溶性ビタミン　　　29
水溶性ペクチン　　　129
スーパーオキシドアニオン
　　　　　　　　　　62

せ
生活習慣病　　　　　6
正出納　　　　　　　114
生体活性物質　　　　153
生体内利用率　　　　174
生体膜　　　　　　　113
成長期　　　　　　　110
整腸作用　　　　　　147
赤芽球　　　　　　 50, 54
石灰化　　　　　　　73
舌炎　　　　　　　　41
セルロース　　　　　129
セレン　　　　　　　125
零出納　　　　　　　114
セロトニン　　　　155, 156
繊維仮説　　　　　　128
遷移元素　　　　　101, 104
繊維素　　　　　　　81
前がん状態　　　　　68
善玉菌　　　　　　　146
先天的代謝異常疾患　51
蠕動運動　　　　　　116

そ
造血臓器　　　　　　50
創傷治癒　　　　　　120
相対危険度　　　　　69
躁病　　　　　　　　126
咀嚼嚥下困難者用食品　5
咀嚼困難者用食品　　　5
ソラニン　　　　　　154

た
体液浸透圧　　　　　102
大球性貧血　　　　　50
大腿骨頚部骨折　　　83

代替作用　　　　　　100
大腸憩室　　　　　　131
高木兼寛　　　　　　17
多価不飽和脂肪酸　136, 137
脱塩深層水　　　　　172
胆汁　　　　　　　　117

ち
チトクローム　　　　117
中枢神経興奮作用　　155
中毒防止作用　　　　58
腸内細菌　　　　　80, 131
　──叢　　　　　　147
腸内通過時間　　　　133
腸内腐敗産物　　　　147
調味香辛料　　　　　108
貯蔵性鉄化合物　　　117
チロシン　　　　　　58

つ
追跡調査　　　　　　68
悪阻（つわり）　　　47

て
テアニン　　　　　　156
テオブロミン　　　　155
テストステロン　　 47, 86
鉄　　　　　　　　　117
　──の食事摂取基準　118
鉄欠乏性貧血　　　　117
鉄沈着症　　　　　　118
デヒドロアスコルビン酸
　　　　　　　　　　57
電気分解処理　　　　167
電子伝達因子　　　　93

と
銅　　　　　　　　105, 122
　──の食事摂取基準　123
銅含有SOD酵素　　　121
頭蓋内出血　　　　　80
統計的な検定に
　耐えられる例数　　14

統計的な有意性の証明	7
透析膜	113
糖代謝酵素	35
糖尿病	125, 126
──性ニューロパチー	57
動物安全性試験	169
動物実験	14
毒性抑制効果	132
特定保健用食品	4
──, 規格基準型	8
──, 疾病リスク低減表示	8
──を認める上で付けられた条件	14
特別用途食品	4
ドコサヘキサエン酸	143
突然変異	125
トランスケトラーゼ	34
トリグリセリド	136
トリハロメタン	161
トロンビン	81
トロンボキサン A_2	79
トロンボプラスチン	81

な

内因子	54
内分泌攪乱	152
ナチュラルウォーター	166
ナチュラルミネラルウォーター	166
ナトリウム	105
──とカリウムのバランス	102
難消化性オリゴ糖	148
難消化性成分	128

に

にがり成分	172
ニコチン	154
二重盲検法	169
日照	73
二分脊髄	8, 50
日本機能水学会	162

日本人の充足状況	98
日本人の食事摂取基準	18
乳酸	35
──菌	146, 147
乳児用調整粉乳	5
妊産婦・授乳婦用粉乳	5
妊娠	47
──中毒症	47
──適齢期の女性	54
認知症患者	57

ね

寝たきり者	120
粘稠性	130
年齢階級別食物繊維摂取量	134

の

脳出血	136
──死亡率	136
──罹患(発生)率	139
脳卒中	61
──死亡率	139
能動輸送	114
脳波	45
ノルアドレナリン	157

は

バーキット	128
パーセンタイル	30, 98
バイオアッセイ法	63
白内障	41, 79
剥離粘膜	117
発育障害	120
発がん2段階説	160
発がん物質	131
白金	127
白血病	83
発酵乳	147
バナジウム	126
パラアミノ安息香酸	91
バランス	100
パンガミン酸	90

犯罪行為	126
阪神淡路大震災	42
パントテン酸	48
──, 必要量と摂取量	48

ひ

非24時間睡眠覚醒症候群	57
比較臨床試験	169
非カルボキシル化プロトロンビン	81
ビタミン	28
ビタミンA	62
──欠乏症	63
──の食事摂取基準	66
──誘導体	68
ビタミンB_1	31
──キナーゼ	31
──欠乏症	32
──二リン酸	31
──三リン酸	32
──の食事摂取基準	36
──の必要量	36
──誘導体	35
ビタミンB_2	40
──欠乏症	40
──の食事摂取基準	43
──の必要量	42
ビタミンB_6	44
──の食事摂取基準	46
──の必要量	45
ビタミンB_{12}	54
──欠乏症	54
──摂取比率	56
──の食事摂取基準	55
──の必要量と摂取量	55
ビタミンB_{13}	90
ビタミンB_{15}	90
ビタミンB_T	85
ビタミンB_X	91
ビタミンC	57
──欠乏症	57
──の食事摂取基準	60

――の必要量と摂取量	59	ピルビン酸脱水素酵素	34	ジヌクレオチド（FAD）	40
ビタミンD	69	――複合体	94	フラビン酵素群	117
――欠乏症	70	疲労回復	38	フラボノイド	151
――受容体	69	疲労感	58	プリン	51
――の食事摂取基準	72	疲労予防	48	プレバイオティクス	146
ビタミンD_2	69	ピロロキノリンキノン	92	プロゲステロン	47
ビタミンD_3	69	貧血	104, 158	プロスタグランジン	141
ビタミンE	75, 145	品質試験	7	プロトロンビン	81
――欠乏症	75	非無作為化比較試験	8	プロバイオシス	146
――の食事摂取基準	77			プロバイオティクス	146
ビタミンK	80	**ふ**		プロピオン酸	131, 150
――含有シロップ	82	フィチン酸	87	プロビタミンA	62
――欠乏症	80	フィブリノーゲン	81	プロビタミンD_3	69
――の食事摂取基準	82	フィブリン	81	プロモーション	159
ビタミンP	87	フィロキノン（K_1）	80	プロモーター	160
ビタミンU	88	フェリチン	117	分化誘導療法	68
ビタミン欠乏症	28	不可避ナトリウム損失量	105	糞便量	133
ビタミンA	63	副甲状腺ホルモン	71, 110		
ビタミンB_1	32	副作用	68	**へ**	
ビタミンB_2	40	副腎皮質ホルモン	50	平均ビタミンE摂取量	76
ビタミンB_{12}	54	腹部愁訴	146	ヘスペリジン	88
ビタミンC	57	浮腫	33	ヘミセルロース	129
ビタミンD	70	腐敗作用	125	ヘモグロビン	117
ビタミンE	75	負出納	114	――量	117
ビタミンK	80	不足のリスク	19	ヘモジデリン	117
ビタミン欠乏症患者の年次推移	33	豚肉	37	変異原性試験	7
ビタミン様作用物質	85	物性試験	169	便重量	131
ビタミン摂取量の問題	30	不定愁訴	118		
必須性鉄化合物	117	プテロイルモノグルタミン酸	50	**ほ**	
必須微量元素Ⅰ群	95	不妊症	75	防御反応	125
必須微量元素Ⅱ群	95	不飽和脂肪酸	75, 137, 140	法的に規定された健康食品	4
必須ミネラル	95	――摂取量	79	法律で規定された用語	2
ビトー斑	63	不溶性食物繊維（IDF）	128	飽和脂肪酸	137, 139
ヒトの生理的機能	15	不溶性ペクチン	129	飽和量	36, 42
ビフィズス菌	146, 147	フラクトオリゴ糖	148	ポーリング	62
皮膚炎	63, 120	プラセボ	169	補給ができる旨の表示	9
肥満	154	フラビン・モノヌクレオチド（FMN）	40	――，遵守すべき基準値	12
病者用食品	5	フラビンアデニン・		保健機能食品	4
ピリドキサルリン酸	44			歩行運動失調	33
ピリドキシン	44			補酵素A	48
ピリミジン	51				
微量栄養素	100				

補助食品　　　　　　　24
――，摂取した者の比率
　　　　　　　　　　25
保水性　　　　　　　130
母乳　　　　　　73, 111
　――栄養児　　　　80
ホメオスタシス　　　125
ホモシスチン尿症　　51
ホモシステイン　　　51
ポリデキストロース　129
ポリフェノール　　　153
ポンプ　　　　　　　113

ま

マーキュロクロム　　127
マグネシウム　　　　113
　――の食事摂取基準　115
マクロファージ　　　159
慢性アルコール症　　34
マンナン　　　　　　129
満腹感　　　　　　　131

み

ミオイノシトール　　86
ミオグロビン　　　　117
味覚障害　　　　　　120
水使用量　　　　　　161
水の機能　　　　　　161
ミネラル　　　　　95, 95
　――濃度　　　　　164
　――のバランス　　100
ミネラルウォーター　166
ミネラル摂取量　　　98
　――の分布　　　　98
味蕾　　　　　　　　120
ミルクアルカリ症候群　110

む

ムコ多糖類　　　　　135
無作為化比較試験　7, 17
無脳症　　　　　　　50

め

メカニズム（機構）　16
メタアナリシス法　　110
メチル供与体　　　　89
メチルコバラミン　　54
メチルメチオニンスルホ
　ニウム　　　　　　88
メトヘモグロビン血症　82
メナキノン（K_2）　80
メナキノン-4　　　　80
メナキノン-7　　　　80
メナキノン-n（MK-n）　80
メナジオン（K_3）　80
目安量（AI）　　　　20
　――に達しない者の比率
　　　　　　　　　　31
メラニン　　　　　　58
　――色素沈着制御作用　58
免疫能力　　　　　　117
免疫の保持作用　　　120
メンデレーエフ　　　101

も

毛細血管　　　　　　58
網膜色素形成不全症　63
木質素　　　　　　　129
目標量（DG）　　　　20
　――に達しない者の比率
　　　　　　　　　　99

や行

薬事・食品衛生審議会　8
薬理的効果　　　　　3

有効性試験　　　　　7
有効成分の量　　　　15
ユビキノン　　　　　92

溶血性貧血　　　　　82
用語の明確化　　　　15
葉酸　　　　　　　　50
　――欠乏症　　　　50
　――の食事摂取基準　52
　――の必要量と摂取量　52

ら行

酪酸　　　　　　　　150
ラクチュロース　　　150

リグニン　　　　　　129
リコピン　　　　　　68
リチウム　　　　　　126
利尿効果　　　　　　155
リノール酸　　　140, 141
リポ酸　　　　　　　93
リボフラビン　　　　40
緑茶　　　　　　　　153
鱗状化生　　　　　　63
臨床試験　　　　　　169

ルチン　　　　　　69, 88

レセプター　　　　　100
レチノイド　　　　　68
レチノール当量　　　62
レニン・アンギオテンシン・
　アルドステロン系　105

ロドプシン　　　　　64

欧文索引

1α25-ジヒドロキシビタミンD	69
3-ヒドロキシ-3メチルグリタリル CoA還元酵素	61
11-cis-レチナール	64
25-ヒドロキシビタミンD	69

A

α-カロテン	62
α-ケトグルタル酸脱水素酵素	34
α-トコフェロール	75
α波	156
α-リノレン酸	143
adequate intake	20
alkaloid	154
allowance	18
American Medical Association	62
antibiotics	146
ATP	113

B

β-カロテン	62
β-グルカン	159
BMI	154

C

caffeine	155
carnitine	85
chitin	129, 135
chitosan	129, 135
choline	89
coenzyme A (CoA)	48
Cu-Znスーパーオキシドジスムターゼ	122

D

DHA	143
diet supplement	2
dietary fiber	128
Dietary Reference Intakes	18, 19
DNAポリメラーゼ	120

E

EPA	143
estimated average requirement	20
estimated energy requirement	19
estrogen receptor	152

F

flavonoid	151
food supplement	2
fructo-oligosaccharide	148

G

γ-アミノ酪酸	45, 157
γ-カルボキシグルタミン酸含有蛋白質	83
GABA	45, 157
GOT	45
GPT	45

H

HDLコレステロール	61, 153

I

IDF	130, 131, 132
inositol	86

K

kale	158
kale poisoning	158

L

lactic acid	150
Lactobacillus属	147
Lactococcus属	147
LDLコレステロール	61, 153

Leuconostoc 属	147
lipoic acid	93

M

Mg-ATP	114

N

n-3 系脂肪酸	140
――の食事摂取基準	145
n-3 系不飽和脂肪酸	143
n-6/n-3 比	144
n-6 系脂肪酸	140
――の食事摂取基準	142
nicotine	154
no observed adverse effect level（NOAEL）	77

O

oligosaccharide	148
orotic acid	90
ORP	167

P

p-amino benzoic acid（PABA）	91
pangamic acid	90
Pediococcus 属	147
PIVKA Ⅱ	81
prebiotics	146
probiotics	146
propionic acid	150
pyrrolo quinoline quinone（PQQ）	92

R

recommended dietary allowance	20
RNA ポリメラーゼ	120

S

S:M:P 比	143
SDF	130, 131, 132
SMCS	158
solanine	154
Streptococcus 属	147
S-メチルシステインスルフォキシド	158

T

TCA 回路	48
tentative dietary goal for preventing life-style related diseases	20
theanine	156
theobromine	155
tolerable upper intake level	20

U

ubiquinone	92

V

VLDL コレステロール	153

W

wilcoxon 検定法	169

［著者プロフィール］

＊糸川　嘉則（いとかわ　よしのり）

　1933年　東京都に生まれる

所属・職名：京都大学名誉教授
　　　　　　　福井県立大学名誉教授
　　　　　　　仁愛女子短期大学教授

専門領域：衛生学・栄養食糧学

略　　歴：1959年　　　　京都大学医学部医学科卒業
　　　　　　1960年　　　　京都大学医学部助手（衛生学教室）
　　　　　　1967～1970年　米国エール大学医学部に留学
　　　　　　1979年　　　　講師，助教授を経て京都大学医学部教授（衛生学教室）
　　　　　　1990～1997年　京都大学医学部医の倫理委員会委員長
　　　　　　1994～1997年　日本学術会議会員
　　　　　　1997年　　　　京都大学定年退官，京都大学名誉教授，福井県嘱託（学部設置準備室）
　　　　　　1999年　　　　福井県立大学教授・看護福祉学部長
　　　　　　2003年　　　　同看護福祉学研究科長
　　　　　　2005年　　　　福井県立大学定年退職・福井県立大学名誉教授，仁愛女子短期大学教授

主な活動・資格：医師国家試験委員（1984～1992），日本衛生学会幹事長（1985～1990），日本マグネシウム研究会理事長（1985～1996），アジア栄養学連合会議事務局長（1987～1991），日本栄養・食糧学会会長（1996～1998），日本機能水学会理事長（2002～2005）

現在の役職：(財)機能水研究振興財団理事長，日本衛生学会名誉会員，日本栄養・食糧学会名誉会員，日本機能水学会名誉会員，日本微量栄養素研究会特別名誉会員，日本微量元素学会理事

受　　賞：日本ビタミン学会奨励賞(1975)，米国 Journal of Applied Nutrition Award (1977)，フランス医学会銅賞(1985)，日本栄養・食糧学会賞(1987)，ベルツ賞（1992），紫綬褒章(1996)，日本栄養・食糧学会功労賞(2000)

主な著書：New 衛生公衆衛生学（南江堂），栄養学総論（南江堂），臨床栄養学（南江堂）栄養の生理学（裳華房），最新ビタミン学（フットワーク出版），最新ミネラル栄養学（健康産業新聞社），ミネラルの事典（朝倉書店）

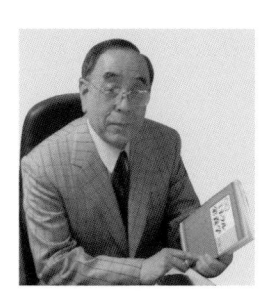

補完・代替医療　栄養補助食品

2006年9月10日　第1版第1刷発行　〈検印省略〉

著　者　　糸　川　嘉　則
発　行　者　　柴　田　勝　祐
印刷・製本　　デジテックジャパン株式会社

――発行所――

株式会社　金芳堂

京都市左京区鹿ヶ谷西寺ノ前町34　〒606-8425
振替 01030-1-15605　電話 (075)751-1111(代表)
http://www.kinpodo-pub.co.jp/

Ⓒ 糸川嘉則，金芳堂，2006
落丁・乱丁は本社へお送り下さい．お取り替え致します．
Printed in Japan

ISBN4-7653-1260-7

・ JCLS 〈㈱日本著作出版権管理システム委託出版物〉
本書の無断複写は著作権法上での例外を除き禁じられています．複写される場合は，そのつど事前に㈱日本著作出版権管理システム（電話 03-3817-5670, FAX 03-3815-8199）の許諾を得て下さい．

「補完・代替医療」を正しく理解していますか？

医療従事者のための
補完・代替医療

編集 今西二郎 京都府立医科大学大学院医学研究科 教授

補完・代替医療の過大評価，認識不足から生じる代替医療への拒絶などの誤解を正し，その現状，問題点を明確にして今後の補完・代替医療への指針を示した．総論では補完・代替医療の現状と問題点，医療経済学的効果，教育を取り上げ，各論では，41項目の補完・代替医療について，その歴史，背景，対象となる疾患や症状，病態の把握や診断法，作用機序，EBMについての有無等を，実際に実践している医師，鍼灸師，看護師，セラピストなどが解説した．
現在日本で実践されている補完・代替医療のほとんどを網羅している．

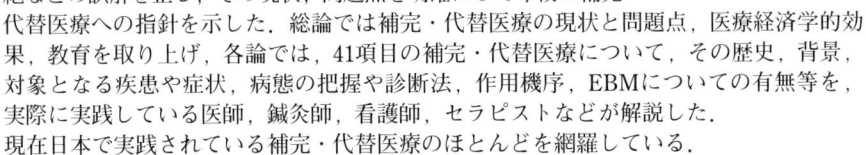

A5判・440頁　定価 4,410円（本体4,200円＋税5%）ISBN4-7653-1110-4

補完・代替医療の健全な展開，正しい知識と理解を深める貴重な水先案内の書として多くの医師，医療・保健，介護・福祉にたずさわる人たち，研究者にお薦めする！

新 刊

■補完・代替医療 **カイロプラクティック**
監　菊池臣一　福島県立医科大学副理事長・附属病院長
A5判・112頁　定価 1,890円（本体1,800円＋税5%）
ISB4-7653-1261-5

■補完・代替医療 **園芸療法**
著　田崎史江　介護老人保健施設 和佐の里 園芸療法士
A5判・116頁　定価 1,890円（本体1,800円＋税5%）
ISBN4-7653-1262-3

■補完・代替医療 **芸術療法**
著　星野良一　医学博士・紘仁病院
A5判・110頁　定価 1,890円（本体1,800円＋税5%）
ISBN4-7653-1259-3

既 刊

補完・代替医療 **メディカル・アロマセラピー**
著　今西二郎
A5判・210頁　定価 2,520円

補完・代替医療 **ハーブ療法**
著　橋口玲子
A5判・96頁　定価 1,470円

補完・代替医療 **温泉療法**
著　久保田一雄
A5判・96頁　定価 1,680円

続 刊

補完・代替医療 **音楽療法**
補完・代替医療 **アニマルセラピー**
補完・代替医療 **気功・太極拳**
補完・代替医療 **マッサージ**
補完・代替医療 **鍼　灸**
補完・代替医療 **漢　方**

金芳堂 刊